W0220000

AUTRES OUVRAGES DANS LA MÊME COLLECTION :

Jean-Paul Allaux : *Le Cœur en forme !*
Dr Léon Bence et Max Méreaux : *Guide pratique de musicothérapie.*
Jean-Luc Darrigol : *Le Miel pour votre santé.*
Jean-Luc Darrigol : *Les Céréales pour votre santé.*
Jean-Luc Darrigol : *Traitements naturels de la constipation.*
Jean-Luc Darrigol : *Santé et beauté de vos cheveux.*
Dr Louis Donnet : *Les Aimants pour votre santé.*
Gérard Edde : *Manuel pratique de digitopuncture.*
Gérard Edde : *Les Couleurs pour votre santé.*
Gérard Edde : *Ginseng et plantes toniques.*
Gérard Edde : *La Médecine ayur-védique.*
Louis Faurobert : *En forme après 60 ans !*
Louis Faurobert : *Jeune et belle après 40 ans !*
Pierre Fluchaire : *Bien dormir pour mieux vivre.*
Vincent Gerbe : *Votre potager biologique.*
Vincent Gerbe : *Initiation au végétarisme.*
Jean-Pierre Krasensky : *Massage réflexe des pieds.*
Boune Legrais et Gilbert Altenbach : *Santé et cosmo-tellurisme.*
Thierry Loussouarn : *Initiation au yoga.*
Désiré Mérien : *Les Clefs de la nutrition.*
Jacques Mittler : *Introduction à la macrobiotique.*
Gilles Orgeret : *Mon dos... une histoire d'amour !*
Dr André Passebecq : *L'Argile pour votre santé.*
Dr André Passebecq : *La Santé de vos yeux.*
Dr André Passebecq : *Traitements naturels des affections respiratoires.*
Dr André Passebecq : *Traitements naturels des affections circulatoires.*
Dr André Passebecq : *Traitements naturels des troubles digestifs.*
Dr André Passebecq : *Rhumatismes et arthrites ; traitements naturels.*
Dr André Passebecq : *Maladies des reins, vessie, prostate.*
Martine Rigaudier : *330 recettes végétariennes.*
Martine Rigaudier : *Recettes et menus végétariens pour les 4 saisons.*
Guy Roulier : *La Santé au féminin.*
Guy Roulier : *La Santé au masculin.*
André Roux : *Introduction à l'iridologie.*
Dr J.-E. Ruffier : *Gymnastique quotidienne.*
Joël Savatofski : *Le Massage douceur.*
Joël Savatofski : *Le Massage minute.*

Le geste qui soigne

Collection **"Santé naturelle"**

AUTRES OUVRAGES DU MÊME AUTEUR :

Mon dos... une histoire d'amour! (Editions Dangles, 1989).

Transport et déplacement des malades. Aide à l'autonomie par l'ergomotricité (Editions Frison-Roche, 1992).

Thérapie manuelle du rachis (Editions Masson, 1994).

Gilles Orgeret
(masseur-kinésithérapeute)

Le geste qui soigne

Tous les « trucs » du kiné.
Un livre pour tous les âges de la vie !

Dessins de l'auteur

Editions Dangles
18, rue Lavoisier
45800 ST-JEAN-DE-BRAYE

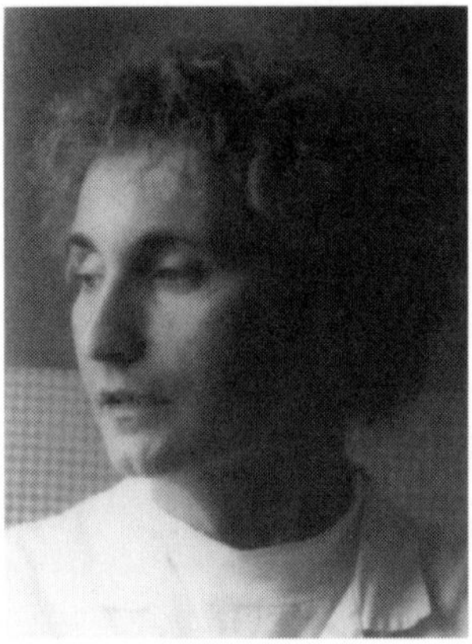

Photo Jones/*Stetho Scoop*

L'AUTEUR :

Gilles Orgeret est masseur-kinésithérapeute hospitalier dans la région parisienne depuis de nombreuses années. Il est également enseignant, et son intérêt dans différents domaines de l'ergonomie a amené le Comité des arts économiques à lui attribuer, en 1990, une médaille.

Par ailleurs, son parcours d'auteur est déjà significatif :

Son premier ouvrage : *Mon dos... une histoire d'amour!* traite de la prévention des maux de dos dans toutes les activités de la vie quotidienne.

Le deuxième : *Transport et déplacement des malades,* est l'une des grandes références françaises en matière de manutention hospitalière. Il aborde le sujet en s'attachant au respect de la pathologie.

Le troisième : *Thérapie manuelle du rachis,* concerne une technique originale et douce de traitement des « maux de dos », qu'il enseigne aux médecins et kinésithérapeutes désireux de se perfectionner. Il a été traduit en espagnol.

Il n'échappera à personne que Gilles Orgeret maîtrise, à n'en point douter, également l'art du dessin explicatif puisque ses ouvrages en sont abondamment pourvus.

ISSN : 0180-8818
ISBN : 2-7033-0457-9

© Editions Dangles, St-Jean-de-Braye (France) – 1997

Tous droits de traduction, de reproduction et d'adaptation réservés pour tous pays.

Un guide pratique illustrant par l'image ce que chacun peut faire pour soigner, soulager – soi-même ou un proche – en cas d'urgence, ou tout autre incident de santé chronique ou accidentel, en attendant le médecin ou le masseur-kinésithérapeute.

Un manuel de mieux-être, de remise en forme, vous invitant aussi à reconnaître les manœuvres inutiles, voire dangereuses, pour votre santé.

Cet ouvrage est destiné au grand public non médical.

A Thibaut et Joffrey, mes enfants chéris.

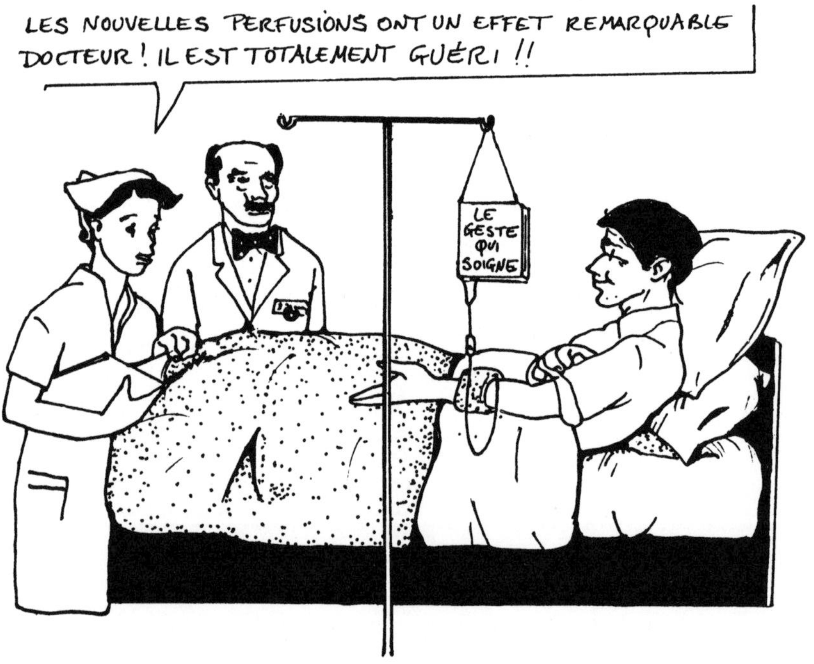
LES NOUVELLES PERFUSIONS ONT UN EFFET REMARQUABLE DOCTEUR ! IL EST TOTALEMENT GUÉRI !!
LE GESTE QUI SOIGNE

Introduction

Quel thaumaturge oserait dire : « Ça y est, je sais, j'ai trouvé le geste souverain qui soigne tout ! » D'ailleurs, guérit-on bien de tous nos maux physiques comme de nos peines de cœur ?

Le regretté Jacques Brel disait : « On n'oublie rien de rien, on s'habitue, c'est tout. » Je crois que notre corps écoute Brel. Il s'adapte, supporte ses douleurs plus souvent qu'il ne cherche à guérir, et inscrit définitivement dans sa mémoire intime chaque coup, chaque blessure. La nature est capricieuse, et lorsqu'elle dérape bien malin qui la dompte.

Certains thérapeutes – qu'ils soient ou non reconnus par la Faculté – se croient au-dessus des lois et investis de pouvoirs quasi surnaturels. Hélas ! quand ils ratent, le désordre occasionné par leur pseudo-geste thérapeutique est parfois irréparable. Alors la pirouette est cocasse et ils en viennent à culpabiliser le patient :

– Si ça n'a pas marché c'est de votre faute, il fallait venir plus tôt !

– Quel charlatan avez-vous consulté avant moi, il a bousillé vos vertèbres !

Ou encore :

– Vous êtes trop usé, c'est trop tard, je n'y peux plus rien ! (Etant sous-entendu que le guérisseur génial qu'il est guérit bien sûr tout le monde… à part vous !)

M'appuyant sur une longue expérience, ce petit manuel plein d'humour doit, entre autres buts, aider le lecteur à éviter ce genre de pièges. Certes incomplet, il ne se prétend pas un *vade-mecum* de kinésithérapie, ni une panacée.

Afin de ne pas être ennuyeux, mes conseils sont brefs ; à chacun de demander éventuellement un complément d'explications à son référent de santé habituel.

Quelques suggestions se répètent forcément au fil des pages, parce qu'elles ne concernent pas les mêmes thèmes.

Je conseille au lecteur **prudence** et **douceur** dans la mise en pratique du *geste qui soigne,* qu'il s'agisse d'exercices, de manœuvres ou de soins.

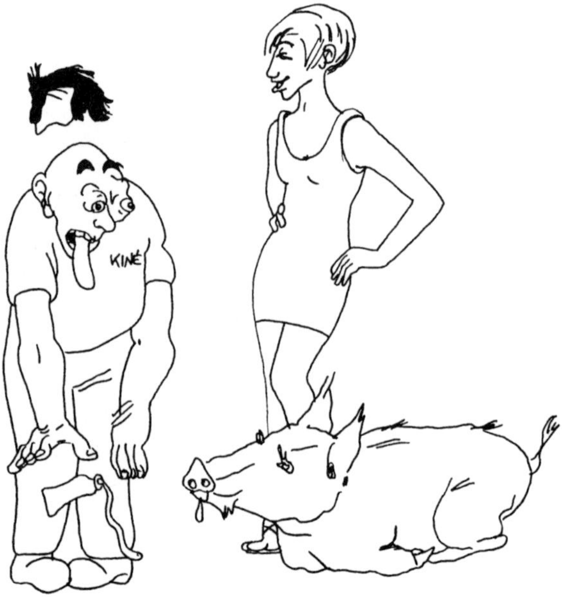

Elle : *« A votre avis, le massage, ça pourrait être efficace contre ses kilos superflus ? »*

CHAPITRE I

Le possible et l'interdit

« Primum non nocere
(avant tout ne pas nuire). »

1. Ce que vous pouvez faire

a) Toucher, masser du bout des doigts afin de reconnaître, de sécuriser, de soulager

Communiquer : dans notre société, pour communiquer on tend aisément la main. Refuser ce contact est une pirouette, une manière de « tourner le dos » à l'autre. Au quotidien, il existe mille gestes entretenant la fonction de relation et des dizaines de références directes au corps. Irons-nous jusqu'à dire que nous avons besoin d'un appareil locomoteur en bon état pour communiquer de façon satisfaisante ? Que bloquer son dos ou se blesser la main, par exemple, risque de compromettre notre relation à l'autre ? On peut souvent répondre oui.

Des comportements comme la boulimie ou l'anorexie, certaines formes de céphalées, des troubles digestifs, les crises d'asthme... ne sont-ils pas des subterfuges du corps, manifestations physiques de l'autisme social qui caractérise notre société. Et nos Anciens, nos chères têtes blanches, ne meurent-ils pas quelquefois de « ne plus être touchés » ?

Alors, il ne faut pas s'étonner que le toucher soit un *acte magique.* Accepter ce contact des doigts, caresser en signe de reconnaissance ou bien tenter de masser l'autre en recherchant un effet thérapeutique ne peuvent se concevoir sans un minimum d'amour. Il faut donc aller à la découverte de l'accord parfait qui nous relie à autrui, en faisant vibrer le fil d'argent tendu entre l'âme et le corps.

La main : lorsqu'on tend la main à un malade, ce geste a déjà tendance à nous éloigner de son corps, dont on rejette parfois inconsciemment les plaies, les difformités ou l'odeur. Accepter l'autre, c'est le regarder au fond de son mal et ne pas répugner à le toucher.

La main est souveraine : elle sert de contacteur entre soignant et soigné, irradie tout, décharge autant de valeurs et de sentiments que d'endomorphines au travers du filtre de la peau.

Elle en impose par son pouvoir : chez le guérisseur, ne parle-t-on pas d'*imposition des mains ?*

Comment masser ? N'y mettez pas trop de zèle. Il faut y aller en douceur, en évitant les frictions trop énergiques ou les coups de griffes. Attention aux mains moites ou glacées.

Le massage douloureux est une aventure qui commence mal.

Est-il besoin de préciser que le respect de la pudeur s'impose de lui-même ?

Pratiquez l'automassage : pour vous exercer au massage, redécouvrez votre corps du bout des doigts. Commencez par votre cou lorsque, par exemple, vous le sentez tendu après une journée difficile, et malaxez-vous les trapèzes en respirant profondément.

Caressez l'articulation ou le muscle qui vous fait mal, doucement. Vos doigts conduisent une énergie curative bien tangible.

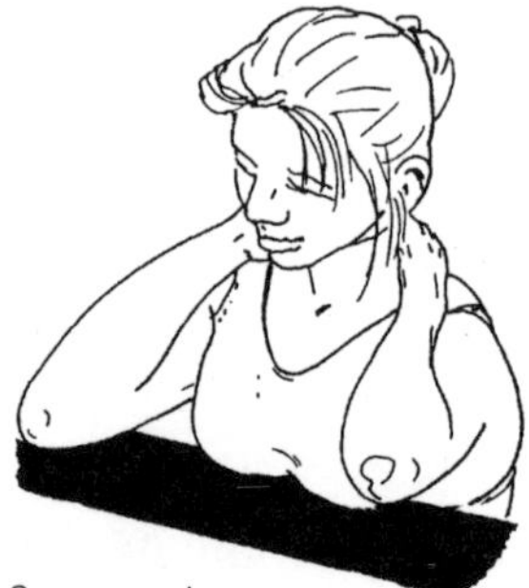

Se masser le cou,
coudes en appui, de préférence.

Si vous vous rendez compte que le contact de vos propres doigts est désagréable, demandez-vous comment cela va se passer le jour où un masseur professionnel essaiera de poser les mains sur vous. Et quelle référence à votre sexualité faut-il y pui-

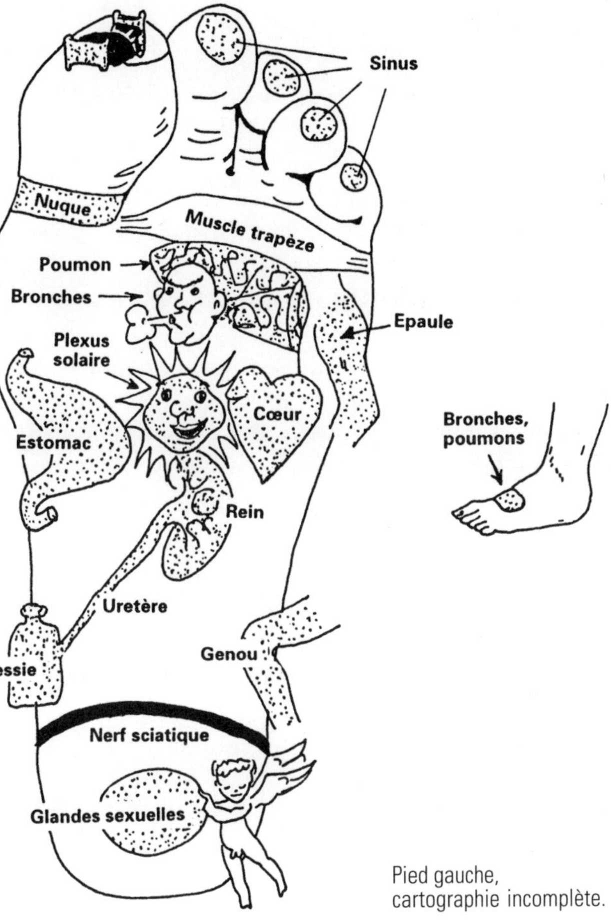

Pied gauche, cartographie incomplète.

ser, puisque cette dernière débute aussi, dès l'enfance, « du bout des doigts » ?

Quasiment chaque centimètre carré du revêtement cutané est réflexogène, c'est donc une merveilleuse cartographie en relation directe avec tous nos organes profonds.

Se masser, ou se faire masser les pieds, détend et peut soulager des organes très éloignés… des talons.

Le dos, le pavillon de l'oreille ainsi que la paume de la main sont d'autres zones de projection du corps.

S. O. S. trucs :
– Avant toute manœuvre de massage, il est impératif de savoir « ce qu'il y a en dessous ». Y a-t-il des lésions cachées ? Citons le cas du mollet douloureux, lourd et enflé, sous une peau luisante et rouge, qui révèle une phlébite, un embole qu'un massage risque de faire migrer et de rendre mortel.
– Il faut que la peau soit saine, ni infectée, ni gondolée de varices (masser va les engorger).
– Stoppez s'il survient un malaise, une crise d'angoisse ou tout autre signe d'alerte.

Pommade, vous avez dit pommade ? Ce n'est qu'un produit d'appoint dont les professionnels de santé peuvent se passer. Il en existe une liste considérable aux vertus soi-disant extraordinaires, onguents divins ou poudres de perlimpinpin. Elles ont malheureusement un pouvoir plus limité que ne le prétend leur notice. Il est évident qu'une articulation usée n'y trouvera pas son compte. Ne remplissant plus correctement sa fonction, cette dernière aura tendance à se surmener de façon chronique à chaque mouvement un tant soit peu forcé ou répétitif. Si l'huile manque à l'intérieur, à quoi bon en mettre à l'extérieur ?

Si votre médecin vous prescrit une pommade anti-inflammatoire, ne vous inquiétez pas pour votre estomac : la dose qui pénètre ne risque pas de l'irriter (en revanche, le masseur qui en manipule beaucoup peut se préserver en portant des gants par exemple).

Les spécialistes s'entendent pour affirmer que le meilleur résultat s'obtient en mettant une bonne quantité de pommade sous pansement occlusif. A appliquer sur peau saine et à garder une heure environ, au moment de la crise.

Il existe aussi dans le commerce des compresses bioadhésives imprégnées à 1 %.

Attention : si vous avez des contractures, lisez l'étiquette et préférez un effet myorelaxant.

Avant d'utiliser n'importe quelle crème, faites d'abord un test sur un petit coin d'épiderme afin de vérifier que vous n'y êtes pas allergique. Si boutons ou démangeaisons apparaissent, prévenez votre médecin qui vous prescrira autre chose.

Optez pour les mixtures hydratantes pas trop grasses, respectant les épidermes délicats : à base d'allantoïne, de glycérine ou d'huile d'amande douce. Pour les mixtures chauffantes : capsicine, camphre, menthol, girofle, eucalyptus… Lorsque je masse avec des pommades un tant soit peu agressives, je mélange dans la paume de ma main un tiers du produit avec deux tiers de crème neutre, c'est tout aussi efficace.

b) Dynamiser, entretenir votre fonction motrice

Beaucoup de gens n'osent plus bouger un cil aussitôt qu'apparaît le spectre lancinant de la douleur. C'est loin d'être toujours la bonne méthode. Ainsi, par exemple, s'est-on rendu compte que la cure de repos strict au lit pour cause de lombo-sciatique n'est pas satisfaisante dans ses résultats. Tout est affaire de mesure.

Il est habituel d'entendre les patients proférer : « Je n'ai pas l'habitude de m'écouter, alors j'ai trop attendu et maintenant je ne peux plus bouger. » Il est logique de ne pas courir chez son médecin à l'apparition du moindre bobo, mais dès que la douleur s'accompagne d'une difficulté à réaliser un mouvement, ou si une articulation se bloque durablement, il y a urgence.

L'essentiel est de maintenir ou de récupérer son capital articulaire sans trop s'attacher parfois à l'élégance du geste. Lorsqu'on a subi, par exemple, une paralysie transitoire des jambes, il faut retrouver, si possible, la marche sans s'obnubiler sur l'élégance de la démarche.

c) Tenter d'évaluer ce qui relève du psychosomatique

C'est un psychiatre allemand, nommé Heinroth, qui en inventa le concept au début du XIXe siècle. C'est bien connu : nous exprimons nos refoulements, notre agressivité et nos blocages en maux de dos, lésions de grattage (eczéma), crise asthmatiforme, hypertension artérielle ou autre, migraine, etc.

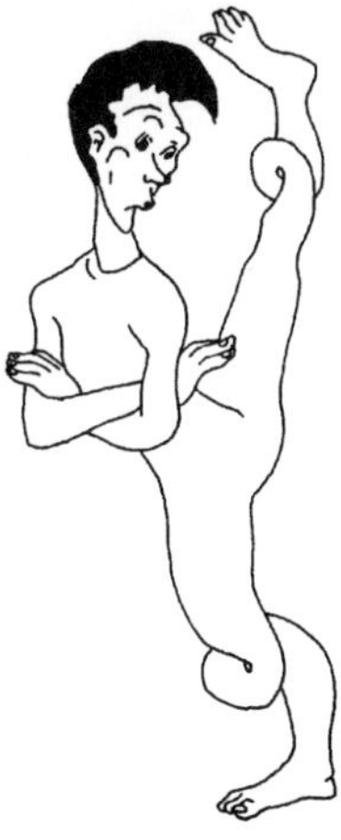

Noué, nerveux?

« Faut surtout pas que je m'affole, mon médecin m'a dit que c'était psychosomatique ! »

Cependant, trop de médecins déclarent à leur patient que « c'est dans la tête que ça se passe ! » parce qu'ils calent sur le diagnostic. Pirouette un peu facile !

Il est évident que corps et esprit sont totalement intercommuniquants. D'ailleurs, qui n'a jamais ressenti un jour cette « pêche d'enfer » qui l'a provisoirement dopé et lui a permis de faire des « folies de son corps » sans se faire le moindre mal ?

Mais si nous somatisons tous en effet, la plupart du temps, il existe en dessous un terrain de fragilité préexistante personnalisé. Ainsi, Untel est-il plus « frileux » du dos et va somatiser en « symphonie de lumbagos », tandis que cet autre « s'exprimera » en « poussées-sucrées-fortissimes » de diabète.

La psychothérapie est souvent un bon complément de la rééducation. Lorsqu'on traverse une mauvaise passe, il faut regarder ses

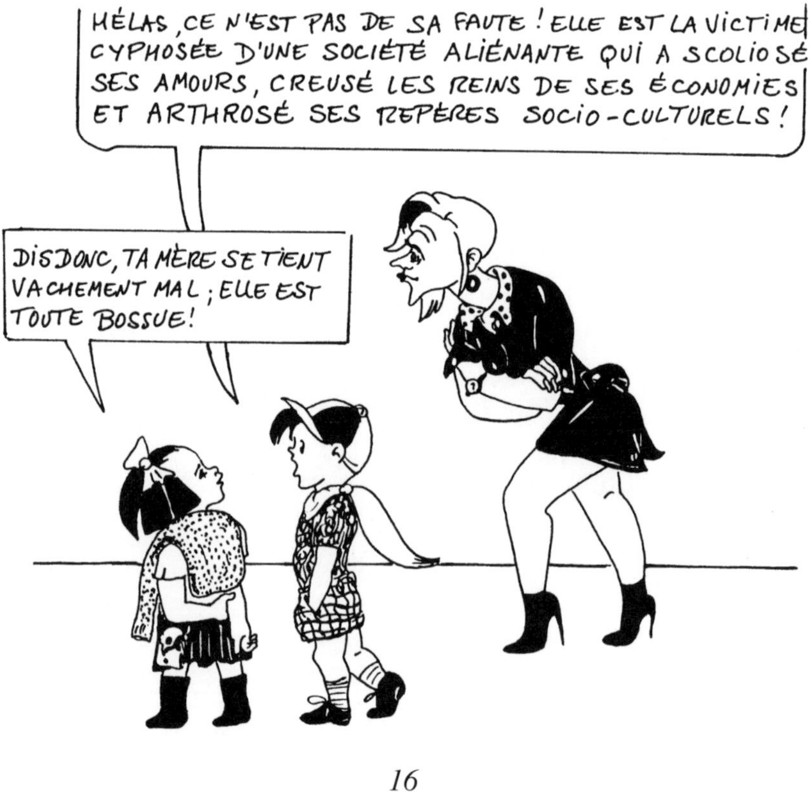

HÉLAS, CE N'EST PAS DE SA FAUTE ! ELLE EST LA VICTIME CYPHOSÉE D'UNE SOCIÉTÉ ALIÉNANTE QUI A SCOLIOSÉ SES AMOURS, CREUSÉ LES REINS DE SES ÉCONOMIES ET ARTHROSÉ SES REPÈRES SOCIO-CULTURELS !
DIS DONC, TA MÈRE SE TIENT VACHEMENT MAL ; ELLE EST TOUTE BOSSUE !

problèmes personnels en face si l'on veut se donner les moyens de guérir. « Le savoir n'est-il pas déjà un grand pas vers le vouloir ? »

Assez souvent, il arrive que des patients lombalgiques s'allongent sur la table de rééducation en ventral alors qu'on leur a demandé de se mettre sur le dos. Quel méli-mélo se produit-il donc dans leur tête ?

2. Ce qu'il ne faut pas faire

a) Vous passer d'un diagnostic médical ou des soins d'un spécialiste

Nul ne peut se passer du diagnostic d'un bon praticien qu'on repère au fumet de sa réputation. Tout incident de santé doit être dûment discuté, décortiqué afin de juger de sa gravité, quitte à ne pas se laisser ensuite traiter comme un singe de laboratoire.

Ainsi, lorsqu'un avis opératoire est lancé ne faut-il pas se ruer sur le bistouri. Certaines opérations sont inopportunes et pourraient être évitées. De plus, le danger de contracter une infection grave – parfois mortelle – dans un service de soins, est réel. C'est le risque dit *nosocomial.*

Il y a également l'ancestral engouement pour le guérisseur, qui n'a jamais ouvert un livre d'anatomie ou de pathologie, mais qui semble doté de dons indiscutables. Avoir recours à ses soins sans autre forme de surveillance relève du pur jeu de hasard. A vous d'en calculer les risques.

De nombreux praticiens patentés – qu'ils soient médecins, masseurs-kinésithérapeutes ou autres – ont aussi reçu cette onction sacrée. Leurs mains sont magiques. Ce sont, à leur façon, des sorciers reconnus par la Faculté. Alors, faites le siège de leur cabinet, vous n'y risquerez pas la roulette russe et, en plus, vous serez (en partie) remboursé par la Sécurité sociale.

b) Vous prendre pour un « pro »

Les « trucs » de ce manuel sont réservés au grand public non médical, doué du sens de la mesure, c'est-à-dire qu'ils ne prétendent en aucun cas se substituer systématiquement aux soins d'un masseur-kinésithérapeute compétent.

Alors qu'est-ce qu'un masseur-kinésithérapeute compétent ?

Un thérapeute, un confident parfois, qui vous fait gagner du temps sur la maladie, sur le temps. Sans lui, selon l'affection considérée, vous auriez traîné et mis des semaines, voire des mois, à récupérer. Nécessairement, le traitement qu'il vous propose est personnalisé et susceptible d'être modifié en cas d'échec. Le progrès doit toujours être sensible, d'où la nécessité d'un dialogue permanent.

A tort, beaucoup de gens s'imaginent que la kinésithérapie n'est qu'un acte d'urgence. Comment leur apprendre la patience ?

c) Vous faire mal ou vous laisser faire mal

La douleur est une sonnette d'alarme qui signale que quelque chose ne va pas. Reste à savoir si « c'est grave docteur ». Le décodage est alors subtil.

Une douleur chronique s'incruste dans notre mémoire et bouleverse profondément ce que nous sommes. Elle fait appel aux souvenirs, mais également au vécu socioculturel, aux émotions, phobies et pulsions. Il y a donc autant de manières d'analyser l'information douleur que d'individus sur terre.

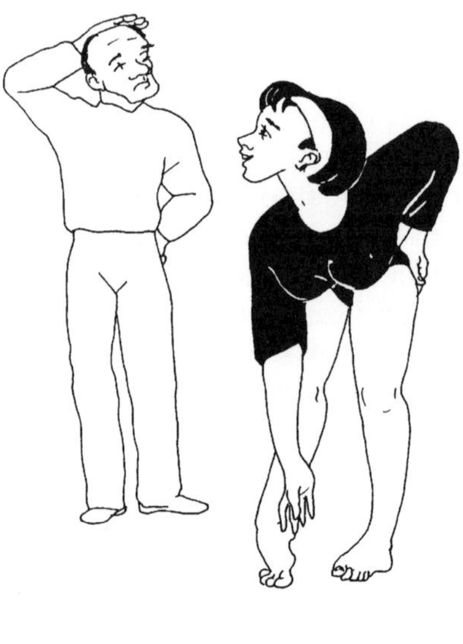

Le fameux : « Je croyais qu'il fallait que ça me fasse mal », entendu parfois en fin de séance de rééducation et signalant que le patient a forcé, croyant ainsi accélérer sa récupération, est aussi inconsidéré que la paresse.

Lorsque vous vous rendez chez votre masseur, sachez exiger un confort minimum en vous allongeant sur sa table. Si vous êtes par exemple lombalgique,

« Chic ! Ma séance de rééduc. a été profitable, j'ai mal partout... »

attention à la position ventrale qui est parfois totalement bloquante. Réclamez de petits coussins par-ci par-là.

D'ailleurs, quel que soit le soin ou l'examen prescrit (radiologie, laboratoire, etc.), ne vous laissez pas impressionner par la blouse blanche. Une installation qui réveille ou aggrave une douleur est une mise en condition ratée. Une poignée de professionnels de la santé n'y prennent pas garde, de même que certains ne se soucient pas de la température ambiante, du bruit, des odeurs, de l'hygiène ou... de la pudeur.

Le kiné doit déborder d'originalité ; on ne soigne pas tout le monde de la même façon.

Et que dire des incidents ou accidents survenant au cours d'une manipulation vertébrale non prescrite, et encore moins désirée, que le patient, pris de cours, n'ose pas refuser à son médecin ou à son kinésithérapeute trop zélé !

d) Jouer avec des gadgets antidouleur

Le ministère de la Santé passe son temps à traquer et à condamner la publicité mensongère, mais il reste impuissant à combattre l'envoûtement des foules pour tout ce qui semble magique.

Les gadgets antidouleur soulagent certains troubles fonctionnels... et le portefeuille des crédules. Si vous êtes sujet à des crises de « fièvre acheteuse » à la moindre publicité bien léchée, au moindre regard langoureux d'un vendeur retors, attachez-vous les mains dans le dos. Si votre carte bleue, trop lisse, glisse sans arrêt de votre poche « parce que vous voulez tout essayer », efforcez-vous au moins de ne pas payer trop cher, trop compliqué, et prévoyez la possibilité d'un retour en cas de non-satisfaction.

A quoi vous servira, par exemple, l'acupuncteur électrique si vous n'êtes pas initié à cette médecine ? La fiche technique qui accompagnera votre achat ne fera que vous donner des points recettes, alors que le fondement même de cet art implique de traiter le terrain, donc d'établir avant tout un diagnostic précis, ce dont vous ne serez jamais capable.

Ne vous fiez donc pas aux commentaires racoleurs qui vantent les mérites de « machins antistress, émetteurs à ondes électro-zinzin et autres piézo-truc-muches » assortis de témoignages fer-

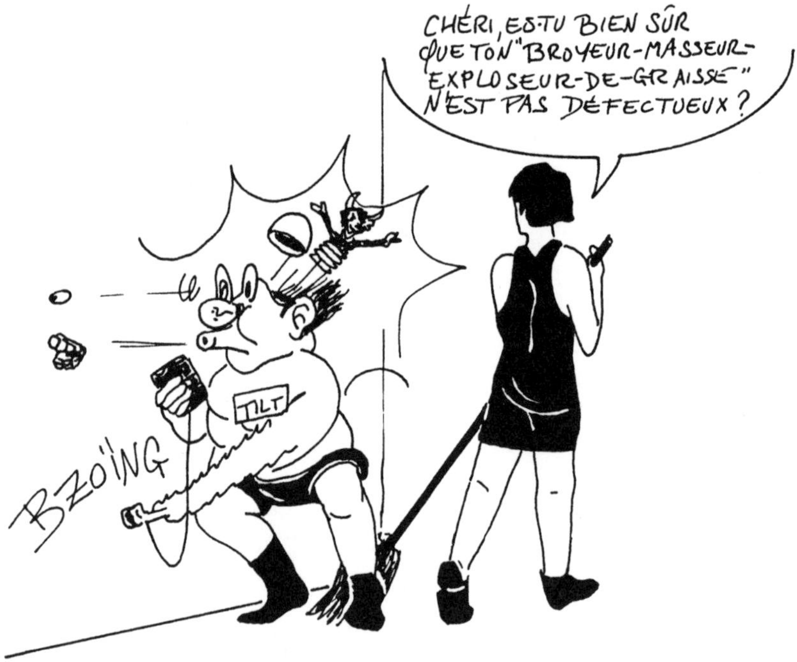
CHÉRI, ES-TU BIEN SÛR QUE TON "BROYEUR-MASSEUR-EXPLOSEUR-DE-GRAISSE" N'EST PAS DÉFECTUEUX ?
TILT
BZOÏNG

vents et d'études pseudo-scientifiques. Peu ou pas de résultats probants, tout cela n'est que poudre aux yeux pour glaner quelque monnaie dans le lit de la souffrance humaine. Il en va tout autrement si un appareil vous est prescrit dans un cas précis, par un professionnel de santé sérieux. Ainsi en est-il des stimulateurs de basse fréquence dans le cas de douleurs du membre fantôme chez l'amputé (il est possible de les louer). Aujourd'hui, seuls les courants bidirectionnels de basse fréquence (inférieure à 150 hertz), qu'ils soient utilisés pour soulager la douleur ou provoquer une contraction musculaire, ont l'aval des spécialistes. C'est la panoplie bien connue des traitements par T.E.N.S. *(Transcutaneous electrical nerve stimulation)* ou neurostimulation transcutanée.

A titre anecdotique, savez-vous que les Romains utilisaient déjà les vertus des poissons torpilles pour traiter certaines maladies ?

e) Ignorer les effets secondaires

On sait que certaines combinaisons médicamenteuses peuvent êtres détonantes : ainsi, l'association gentalline/lasilix peut-elle entraîner des problèmes rénaux. Pris individuellement, les produits sont bons, mixés ensemble ils se transforment en bouillon de 11 heures. Et puis, des best-sellers prescrits pendant des années, comme le sous-nitrate de bismuth, disparaissent soudain des prescriptions sans que l'on sache vraiment pourquoi.

En règle générale, il ne faut jamais sous-estimer les effets secondaires de tout ce qu'on prend, ou entreprend.

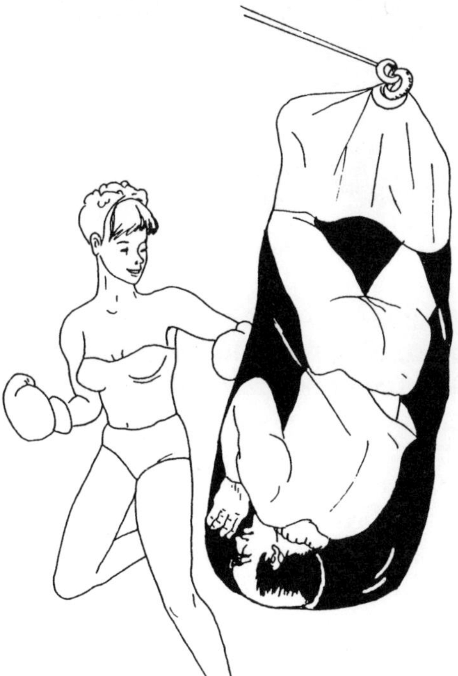

Lui : *« Je me demande si à ce stade de nos rapports, je ne perds pas un soupçon d'autorité ? Ai-je bien calculé tous les effets secondaires ? »*

Sergueï Grinkov, ce jeune patineur surchargé de médailles, s'écroule un jour sur la piste, victime d'un accident cardiaque totalement imprévisible. Peut-être aurait-il vécu fort longtemps s'il avait mené la vie de Monsieur-Tout-le-Monde ?

A un degré de gravité nettement moindre, attention à l'*effet rebond* de certaines techniques de massage réflexe qui peuvent apporter leur lot de petits malaises ou d'aggravations passagères (la réflexothérapie comprend toutes les techniques, telles que acupuncture, auriculothérapie, visant à agir sur des lésions par une action thérapeutique à distance). Le corps en bonne santé, et l'autre parfois défaillant, handicapé, malade, se ressemblent si peu. Pas évident de gérer l'un, de supporter l'autre.

Et puis, viennent les ailes de la guérison : attention, *quand on va mieux cela ne veut pas dire qu'on est guéri. C'est le moment où l'on risque les bêtises !* Il est primordial que le professionnel de santé sache apprendre à ses patients ce passage d'un corps à l'autre. Cela implique souvent une prise de conscience délicate, mais aussi des tests contrôlant les réflexes, l'équilibre, une reconnaissance de ce qui fonctionne ou de ce qui flanche afin de dégager parfois, en cas de lésions irréversibles, les mécanismes supplétifs de relais.

La médecine et la kinésithérapie exigent une vraie connivence soignant/soigné, une empathie qui ne peut pas s'arrêter à la dernière ligne d'une prescription ou au tintement du tiroir caisse.

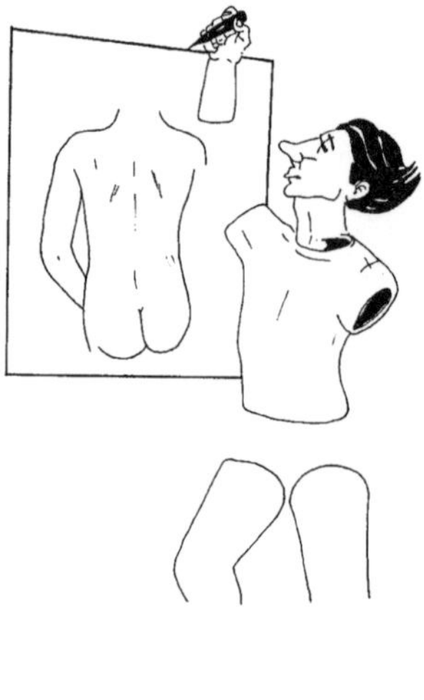

«Se tenir mal», à la longue, entraîne des effets secondaires.

«Debout, je n'ai pas les mêmes perceptions, parfois je suis tout de guingois, sans même m'en apercevoir.»

«Si je ne suis pas capable de tenir collée ensemble chaque pièce du puzzle de mon corps, je suis un pantin manipulé par un maladroit.»

Si vous ne contrôlez pas votre dos en position quadrupédique, il est à parier que debout c'est pire ! Testez-vous :

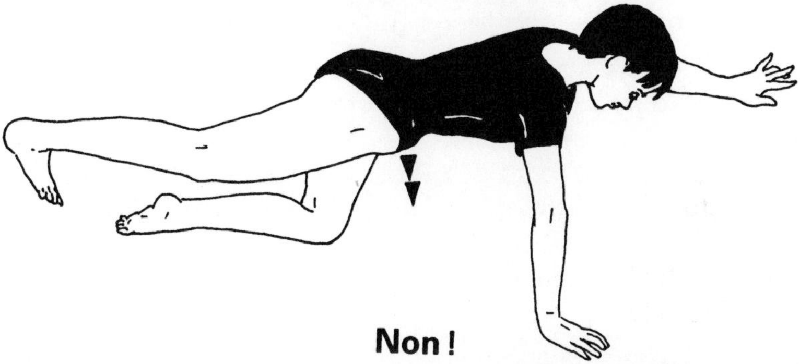

Non !

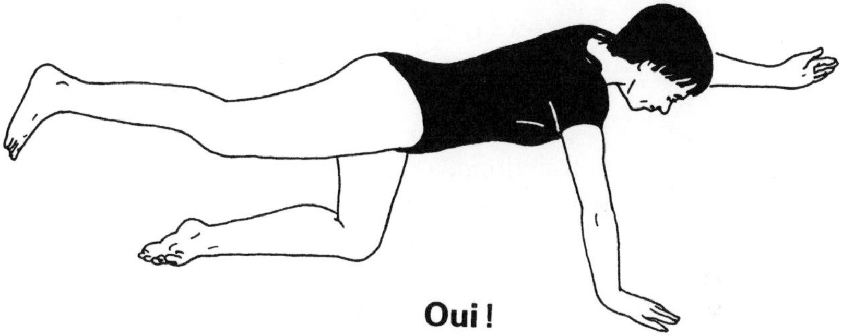

Oui !

Cet exercice, par exemple, aide à contrôler son bassin. Il s'agit de le garder bien horizontal, en tendant bras et jambe opposés dans l'axe.
– *Haut :* Non ! La hanche bascule, donc le dos tourne.
– *Bas :* Oui ! Le bassin est bien tenu horizontal.

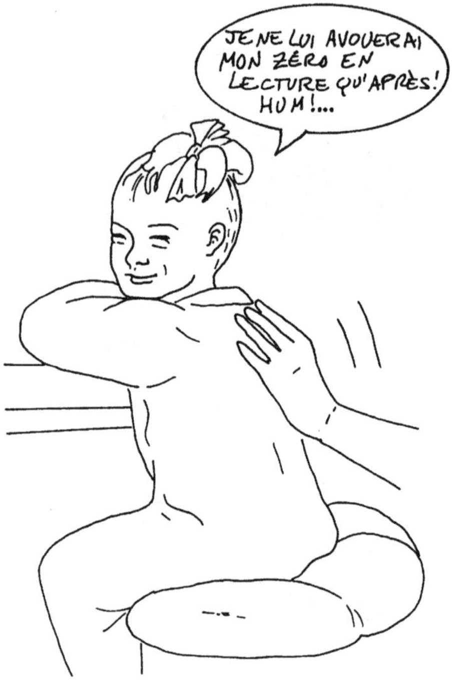
JE NE LUI AVOUERAI MON ZÉRO EN LECTURE QU'APRÈS! HUM!...

La main est souveraine : elle décharge autant de valeurs et de sentiments que d'endomorphines au travers du filtre de la peau.

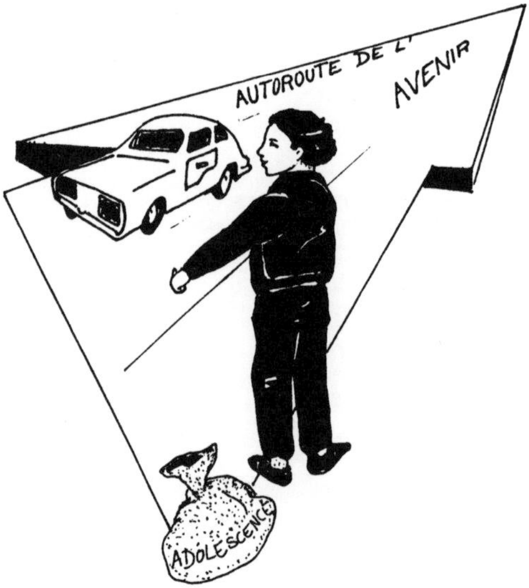
AUTOROUTE DE L'
AVENIR
ADOLESCENCE

CHAPITRE II

La femme et l'enfant

1. Ce qui est propre à la femme

a) Son adolescence

L'adolescence est un pas décisif vers l'affirmation de ses différences. On dira d'elle : « C'est un garçon manqué » ou, au contraire : « Une vraie petite femme ! » Les seins commencent à pointer, et celles qui sont bien dotées par la nature les dissimulent parfois sous un vêtement ample. A 13-14 ans ils dérangent et peuvent, en certaines circonstances, être vécus comme un attribut grossier, qui fait honte. La petite demoiselle est serrée dans ses vêtements et dans sa peau. Alors, elle porte des soutiens-gorge trop étroits et se boudine dans un jean qui lui scie l'abdomen, entrave la circulation et accentue la cambrure des reins, en tiraillant *de facto* sur les vertèbres. Porter une lourde poi-

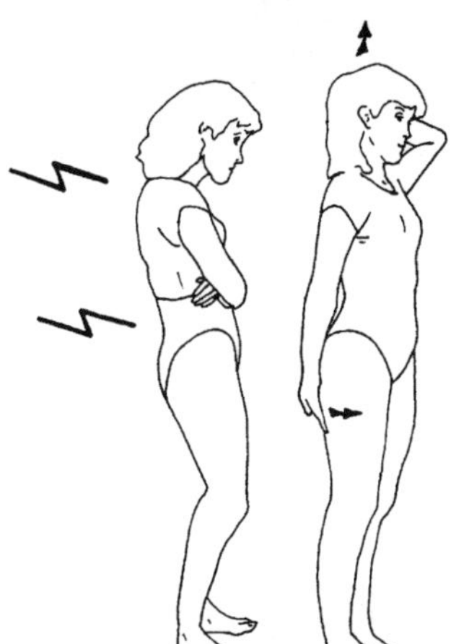

Gauche : Quand les complexes déforment le dos !

Droite : Autocorrection devant miroir.

« Je repousse ma tête en arrière, je me grandis. Mon autre main contrôle mon bassin. »

trine demande à la longue des efforts musculaires, pouvant aussi provoquer des douleurs.

Elle se tient voûtée pour cacher certaines formes qui « allument » le regard des copains et provoquent leurs sifflements.

A l'âge adulte, en affaires et face à un homme, la plupart des femmes trouveront vulgaire de porter leur poitrine en avant, comme un faire-valoir.

S. O. S. trucs :

– Mesdemoiselles, lors d'activités physiques, attention aux armatures métalliques des soutiens-gorge qui risquent de transpercer le tissu et de vous blesser.
– Avant de vous dépenser sans compter, graissez vos seins afin de les protéger contre l'échauffement.
– Lorsque vous essayez les escarpins à hauts talons de maman, cette dernière crie, et pourtant cette mode n'est pas automatiquement une cause de mal au dos. Elle tend seulement, au fil des années, à déformer les orteils. La circulation sanguine, quant à elle, y trouve plutôt son compte.

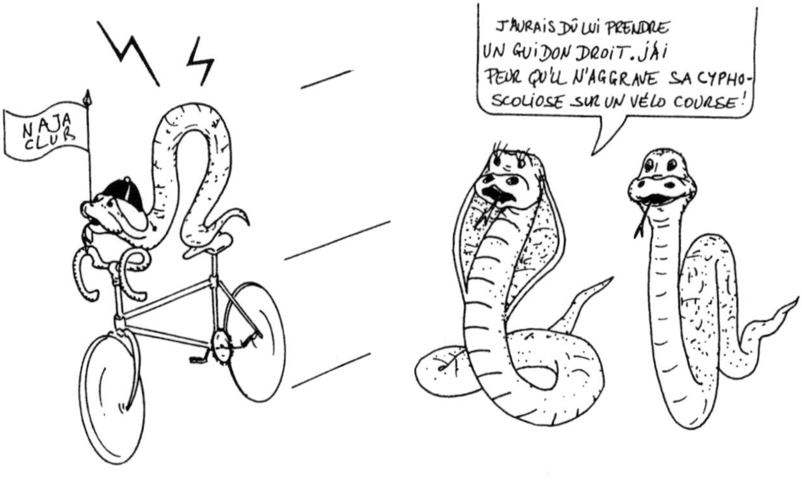
NAJA CLUB
J'AURAIS DÛ LUI PRENDRE UN GUIDON DROIT. J'AI PEUR QU'IL N'AGGRAVE SA CYPHO-SCOLIOSE SUR UN VÉLO COURSE !

Une hyperlordose n'est pas en elle seule un trouble inquiétant si elle ne s'accompagne pas d'une anomalie vertébrale (comme un spondylolisthésis) ou d'une autre pathologie interne. La plupart des africaines s'enorgueillissent de leur chute de reins.

Parents attentionnés, ne regardez pas vos enfants seulement de face. La pudeur adolescente risque de vous faire passer à côté d'une anomalie de croissance dissimulée par un pull trop large.

C'est autour de 12-13 ans qu'on se prépare les os de l'âge adulte. C'est pourquoi la consommation de produits riches en calcium – comme en priorité les produits laitiers – doit être largement encouragée (idem pour les garçons).

Au moindre aspect en « S » d'une colonne vertébrale adolescente, il est indispensable de consulter un médecin qui peut prescrire des séances de rééducation. Le bon kiné reste présent durant la séance et corrige constamment son élève. Notons alors l'intérêt du miroir, qui permet un contrôle irremplaçable.

La scoliose idiopathique, mesurée en degrés, atteint surtout les filles (80 % des cas). La plupart du temps, heureusement, le mal n'est qu'une attitude relativement aisée à corriger. Lorsque la scoliose est structurelle, très évolutive, dans 2 à 3 % des cas la jeune fille devra porter un corset correcteur jusqu'à la fin de sa croissance, tout en sachant que même à l'âge adulte il lui faudra continuer à surveiller ce problème qui perdure, quoique moins préoccupant.

Alors, bien entendu, certains sports comme la gymnastique rythmique et artistique, les agrès qui malmènent les vertèbres, les sports à risques de chutes ou de coups seront fortement déconseillés.

Par contre, les activités d'endurance, les sports dits « en extension » qui étirent le rachis (basket), le stretching, seront profitables. Dans l'eau (nous en parlerons souvent, parce qu'elle a la faveur du grand public), privilégier crawl et dos crawlé plutôt que la brasse. Ski, tennis et équitation (sous surveillance et en limitant au maximum les risques de chutes) ne sont pas strictement interdits aux passionnées.

La scoliose oblige à respecter constamment une bonne hygiène posturale dans les activités de la vie quotidienne (se référer au chapitre VI : *Dos et prévention*).

Certains événements comme la grossesse mettent la femme en situation d'aggraver nettement ses problèmes de dos (elle devra veiller d'autant à ne pas prendre trop de poids).

b) La grossesse

Hélas ! afin de ne pas nuire à bébé, le kinésithérapeute en charge de parturientes ne peut pas utiliser toute la panoplie de ses traitements habituels. S'il s'aide d'appareils électriques, il n'usera que de courants antalgiques de basse fréquence, très efficaces en cas de douleurs radiculaires. Durant cette période, les pommades anti-inflammatoires et surtout les manipulations vertébrales sont contre-indiquées.

Essayez l'acupuncture. Elle est sans danger et les aiguilles utilisées maintenant sont à usage unique, donc sans risques de contamination.

Avant bébé :

Dans les semaines qui vont suivre la fécondation, le corps sera littéralement inondé d'hormones, un énorme flux qui modifie l'humeur, perturbe le schéma corporel, gonfle les seins et distend les ligaments. La production massive de relaxine bouleverse en particulier considérablement le contexte tendino-ligamentaire.

Attention : une constipation chronique peut amener une dénervation d'étirement de la sphère gynécologique par de trop fortes poussées répétitives.

Ce n'est pas le moment de vous négliger, comme de laisser traîner une infection urinaire ou de prendre du poids par anticipation, car bientôt bébé va lourdement tirailler sur la colonne vertébrale. Il est évident, Mesdames, que votre ventre va devenir la cause directe de vos lombalgies. Surveillez déjà votre maintien, tenez-vous droite. Pour l'heure, mieux vaut abandonner les talons hauts, car l'état de grossesse entraîne naturellement un surmenage des apophyses articulaires et un rétrécissement des trous de conjugaison qu'il n'y a pas lieu d'aggraver.

La future maman, qui souffrait déjà du dos et prenait des anti-inflammatoires ou des myorelaxants, doit savoir que ce type de traitement peut provoquer des fuites urinaires, ou bien des difficultés à la miction. D'ailleurs, de nombreux médicaments modifient la réponse du muscle, donc son éventuelle rééducation : citons les antidépresseurs ou les corticoïdes.

Et que dire, plus simplement, des redoutables efforts de toux ? Combien, parmi vous, n'ont jamais eu l'impression de recevoir brutalement comme un « coup de poignard » entre les omoplates en toussant ? Alors, prenez du sirop pour éviter les « revers d'échine ».

Certaines femmes ne se sentent bien qu'enceintes, c'est une période faste durant laquelle elles n'ont mal nulle part. D'autres, au contraire, se dégradent et s'en plaignent.

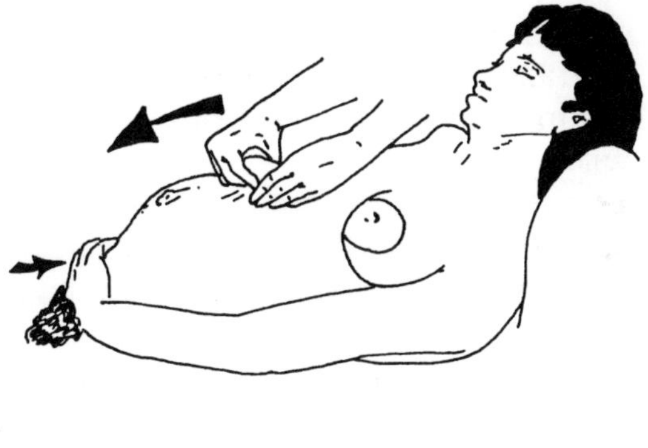

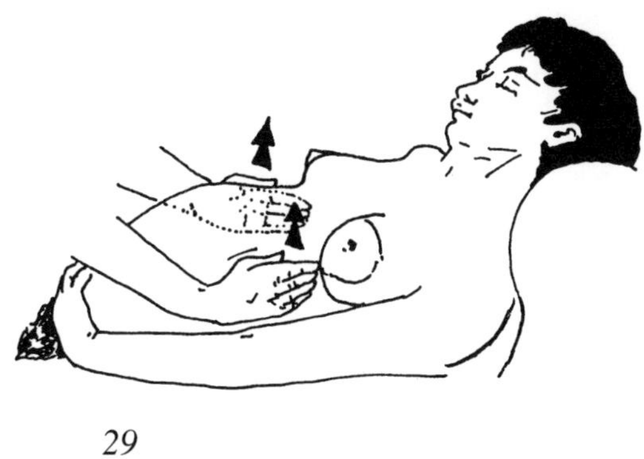

Futurs papas, apprenez à ôter vous-mêmes, chez votre compagne, ces tensions myofasciales qui grippent les articulations et gênent le fonctionnement des organes internes.

Traitez : le bas du dos, les hanches, l'abdomen (surtout en dessous des seins).

1 : pratiquez de prudents plis roulés longitudinaux (deux-trois par zone), en parcourant toute la surface et en décollant la peau (également dans le dos). Insistez (sans faire mal) aux endroits anormalement tendus (une fois par jour). La future maman maintient son bas-ventre avec une de ses mains, en contre-appui.

2 : empaumez l'abdomen et pressez-le avec douceur, en glissant vos mains vers le haut. Recommencez la manœuvre jusqu'en bas.

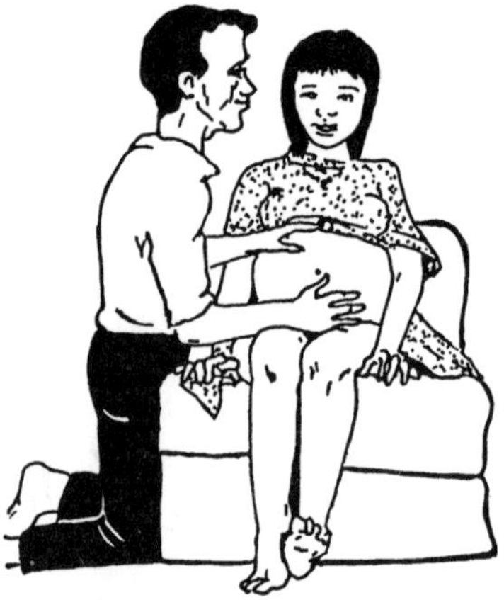

Sentir bébé bouger et le caresser.

La main du haut le repousse doucement vers le bas sur 4-5 cm, en même temps que la future maman souffle ; l'autre main contrôle.
Puis la main d'en bas fait l'inverse, et exerce une poussée ascensionnelle très douce, pendant que la maman inspire en relevant légèrement une cuisse.
Recommencer trois ou quatre fois.
A pratiquer à partir du sixième mois.

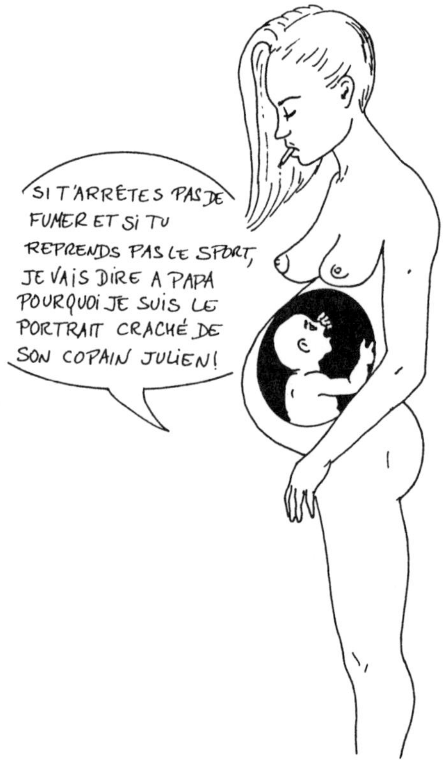
SI T'ARRÊTES PAS DE
FUMER ET SI TU
REPRENDS PAS LE SPORT,
JE VAIS DIRE A PAPA
POURQUOI JE SUIS LE
PORTRAIT CRACHÉ DE
SON COPAIN JULIEN!

A surveiller également : les antécédents pulmonaires, le tabagisme, d'autant qu'en fin de grossesse la cage thoracique est comprimée, la ventilation s'en trouve donc contrariée.

Si vous saignez facilement et qu'une césarienne est programmée, prenez avant l'intervention une mini-dose homéopathique d'Arnica 9 CH *per os,* ça limitera les risques.

S. O. S. trucs :
– La pratique raisonnable des sports à faible indice de risques traumatiques peut être poursuivie, voire encouragée, mais il est préférable de placer, dès le deuxième mois, la barre de ses prétentions à 60 % environ de ses performances habituelles.
– La natation est recommandée en eau suffisamment chauffée, car le fœtus ne sait pas s'adapter aux variations trop brusques de température.

– La marche rapide (à préférer au jogging) est excellente, sauf en atmosphère citadine trop polluée.
– Danse et gymnastique, surveillées par un moniteur compétent, valorisent l'image d'un corps très nettement modifié.

Adaptez-vous à vos activités quotidiennes, sans surmener votre dos :

Le « pied malin » soulage les reins endoloris. Changez souvent d'appui.

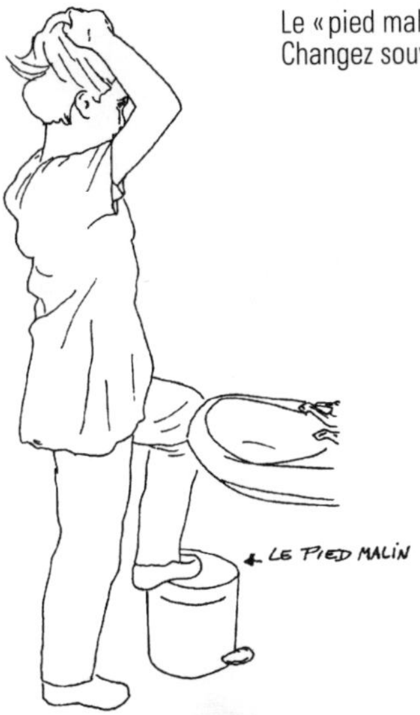

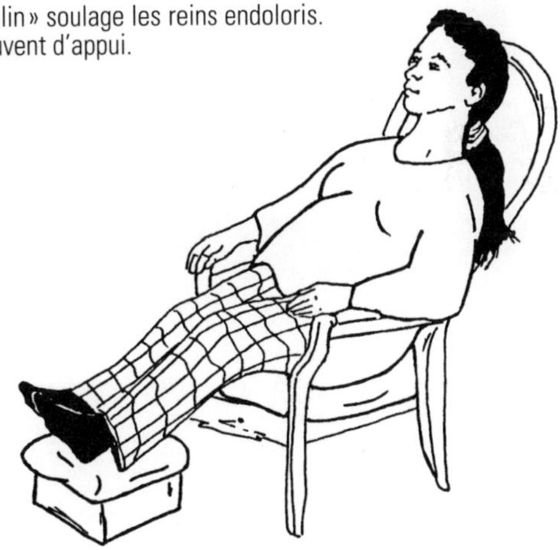

Quand vous êtes assise, détendez vos épaules. Evitez d'arrondir le dos, tenez vos coudes appuyés. Pensez à un petit support pour surélever vos pieds.

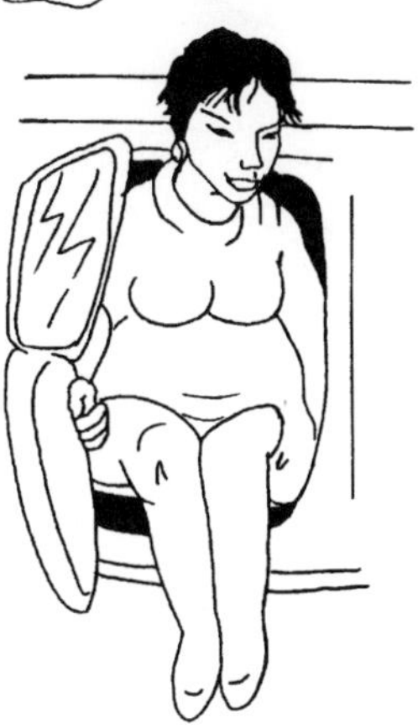

En voiture asseyez-vous prudemment à reculons, et pivotez ensuite les jambes. Inclinez plus en arrière le dossier du siège, et mettez un coussin ferme en bas de vos reins.

Pour enfiler un pantalon, couchez-vous sur le dos.

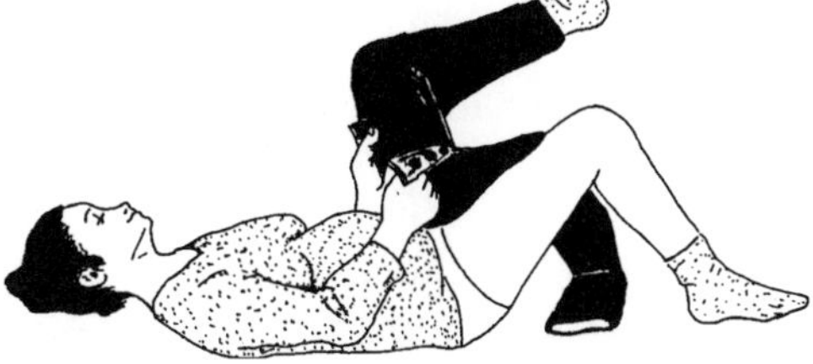

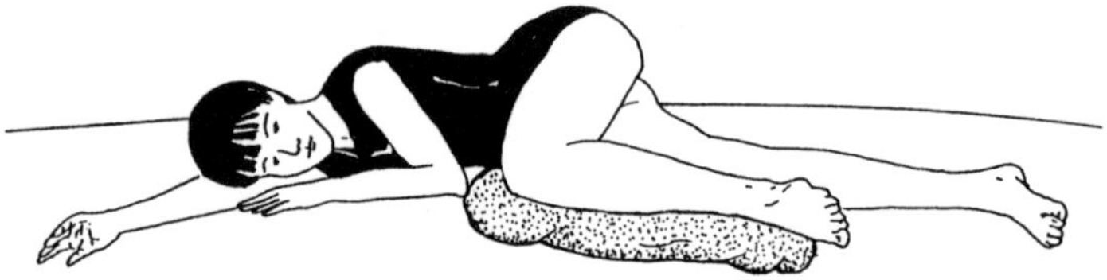

Couchée sur le côté, le coussin supporte la jambe du dessus.

Couchée sur le dos : mettez un coussin sous vos genoux.

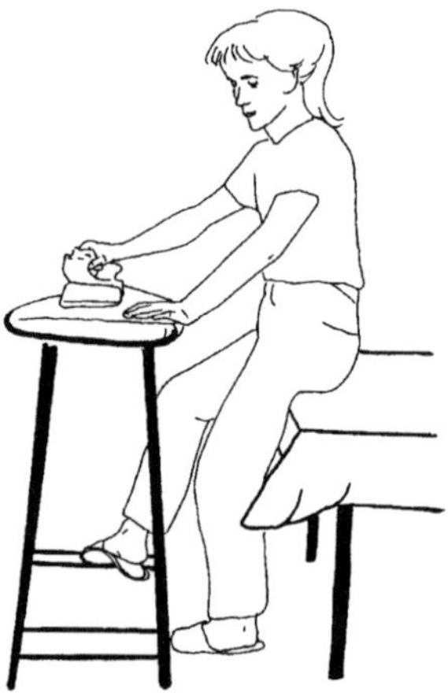

Un exemple de ménagement de son dos, lors des tâches ménagères. ⟶

Attention au choix des chaussures, car la grossesse vous déporte déjà plus en avant, sur le bout du pied. Chaussures stables, au bout élargi et à talons réduits.

L'incontinence :

Une future maman sportive pourra entretenir ses abdominaux jusqu'à 4-5 mois de gestation et prolonger jusqu'au bout « sa soif de bouger » si sa passion est raisonnable et ne secoue pas trop Junior. La pratique de la bicyclette favorise la musculation du périnée (en évitant le V.T.T. dans les terrains accidentés, qui chahutent le ventre).

Trop de femmes, cependant, privilégient la sangle abdominale au détriment du plancher, le périnée, situé entre anus et voies génitales. Sa fonction est tonique-statique. Durant la grossesse, il a tendance à se relâcher, ce qui se traduit parfois par des fuites, une difficulté à retenir son urine (notamment en toussant ou en éternuant). De temps en temps, on observe de désagréables bruits vaginaux, que quelques acharnées du sport équestre connaissent aussi. Afin de prévenir un dysfonctionnement périnéal, vous pouvez :

– Faire du « stop pipi » : vous interrompez votre jet d'urine une seule fois au début des mictions, puis vous terminez normalement afin de ne pas vous couper l'envie.

– Serrez très fort votre vagin autour de vos doigts quatre ou cinq fois de suite, debout, puis accroupie, couchée, en marchant. Ou bien, aidez-vous de « cônes » intra-vaginaux, très utiles pour le contrôle tonique (délivrés sur prescription).

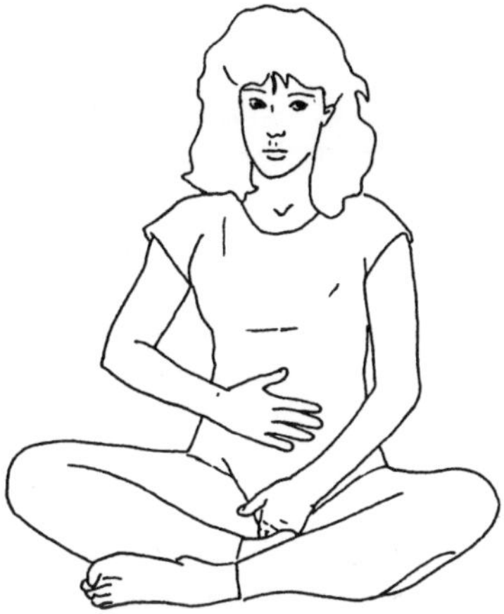

Autre exercice : inspirez en gonflant le ventre puis, en retenant votre respiration, contractez alternativement vos abdominaux, puis le couple vagin/anus. Vos mains contrôlent. Ensuite, soufflez.

Après bébé :

Dès le lendemain de l'accouchement, pensez souvent à rentrer le ventre et ne portez rien de lourd.

Pratiquez le « stop pipi » si vous avez quelques « fuites », ou lorsque vous n'en êtes pas à votre premier bambin.

Si le médecin juge bon de prescrire des séances de rééducation périnéale, le kiné pratiquera, sans doute avec raison, les techniques du biofeedback (ou myofeedback) qui informent sur les possibilités contractiles musculaires (tous moyens pour contrôler, en retour, les variations fonctionnelles d'un système à l'aide de capteurs qui envoient un signal sonore ou visuel). On utilise maintenant cette méthode dans presque toutes les disciplines rééducatives.

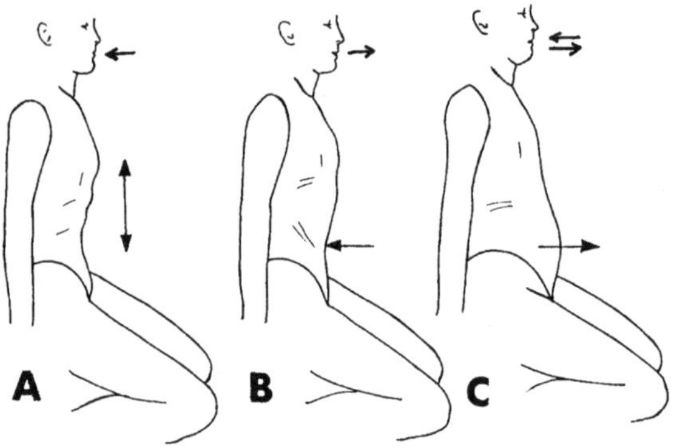

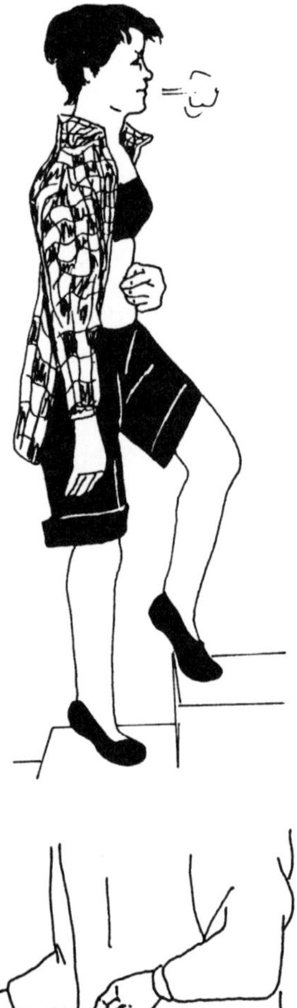

En *post-partum,* le « kilaïditi » joue sur les pressions. Il entraîne un effet bénéfique de pompage circulatoire (jambes enflées, maux de tête, etc.). C'est un excellent exercice de rééducation respiratoire :

– Inspirez par le nez en rentrant le ventre (A).
– Soufflez à fond par la bouche en rentrant le ventre (B).
– En apnée, poumons vidés, gonflez alternativement le thorax puis le ventre, trois à quatre fois de suite (C).

Recommencez plusieurs fois.

Pensez forme, en montant vos escaliers, sur la pointe des pieds, ventre rentré et fesses serrées, un doigt sur le plexus, en rythmant bien votre respiration.

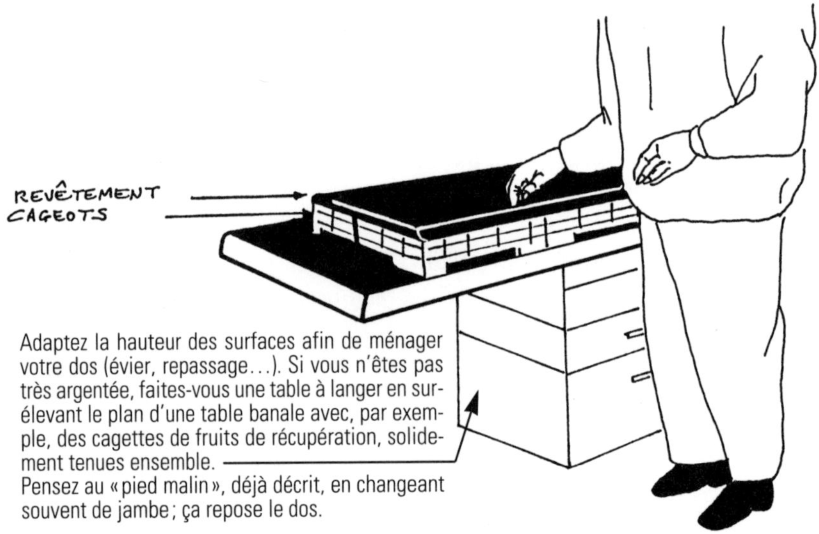

Adaptez la hauteur des surfaces afin de ménager votre dos (évier, repassage…). Si vous n'êtes pas très argentée, faites-vous une table à langer en surélevant le plan d'une table banale avec, par exemple, des cagettes de fruits de récupération, solidement tenues ensemble.

Pensez au « pied malin », déjà décrit, en changeant souvent de jambe ; ça repose le dos.

Le renforcement des abdominaux ne doit pas débuter avant six à huit semaines, à cause principalement de la chute brutale du taux hormonal. Leur défaillance chronique, rabâchée par les médias, est rare, sauf dans le cas du ventre forcé du *post-partum,* qui s'accompagne d'une réelle distension musculaire antérieure médiane et entraîne également une lombalgie.

Porter bébé :

Tout petit, on peut le transporter sur le ventre, en « kangourou », mais dès qu'il commence à peser, et tire trop en avant, il faut qu'il passe dans le dos (et même, plutôt, dans le dos du papa !).

Il faut attraper bébé, ou toute autre charge, ventre rentré et durci, périnée contracté (donc sans parler), dos droit corrigé, et de préférence coudes au corps repliés. A l'âge de la marche, Junior pèse autour de dix kilos.

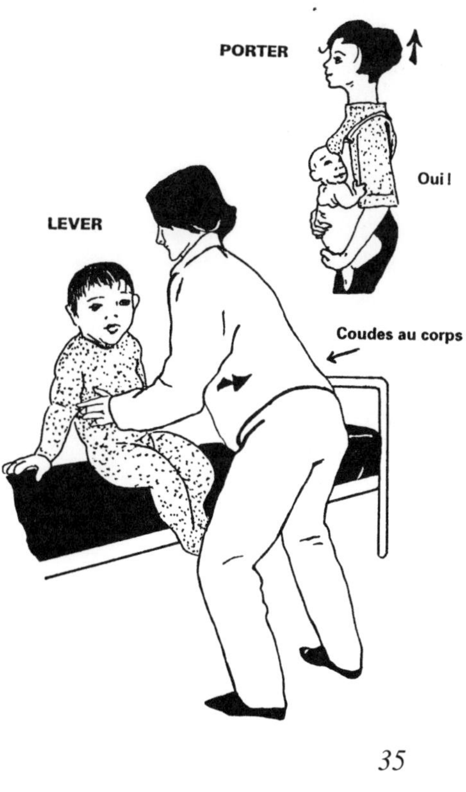

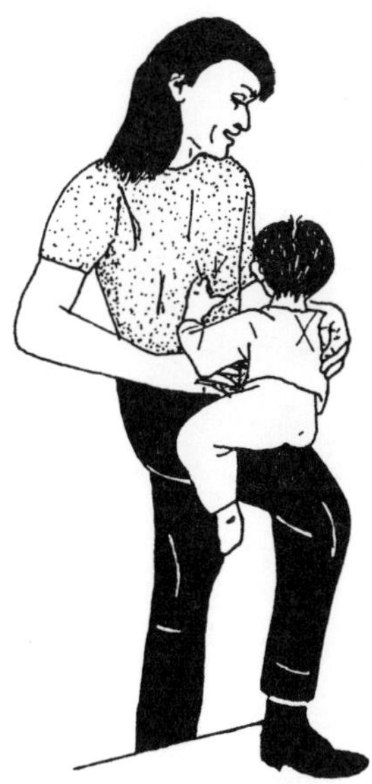

Bébé se fait lourd et vous habitez au quatrième sans ascenseur ? Entre deux étages posez-le donc sur votre cuisse, de cette manière, pour souffler un peu.

S. O. S. truc :
Si vous avez choisi d'allaiter et que vous prenez des médicaments, prévoyez de faire téter bébé avant leur prise (anti-inflammatoires non stéroïdiens et corticoïdes ne sont pas interdits parce qu'ils passent peu dans le lait).

c) La ménopause

Ménopause rime trop souvent avec sédentarité accrue et parfois même avec des résistances psychiques pour accepter ce corps devenu impropre à la procréation. Heureusement, la science est là pour pallier quelque peu à ces revers de l'âge. Il faut à tout prix combattre le laisser-aller.

La première des règles est de ne point chercher en toute chose la compétition avec les plus jeunes. La deuxième consiste à tenir le compte de ses antécédents médico-chirurgicaux avant d'entreprendre quoi que ce soit.

Pourquoi ne pas débuter – ou reprendre – une activité physique d'entretien en salle, avec un prof sérieux, qui ne pousse pas les articulations trop loin et qui surveille tout : l'essoufflement, le rythme cardiaque ? Une bonne idée : intégrer aux séances des exercices à type de verrouillage du périnée, plutôt que chercher à tout crin l'éternel et obsédant ventre plat, devenu souvent un miroir aux alouettes.

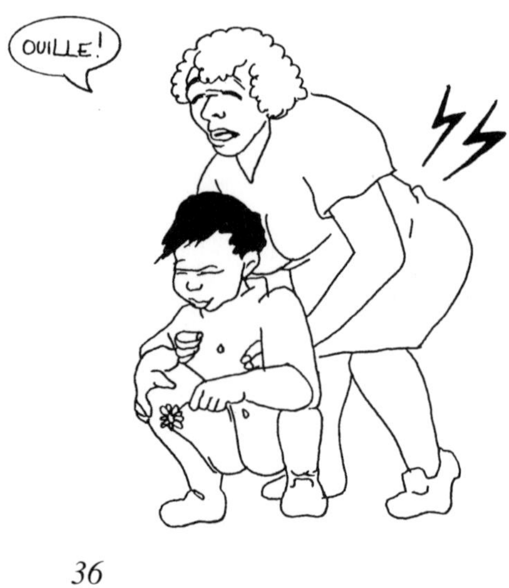

Attention !
Porter ses petits-enfants n'importe comment risque de réveiller brutalement une ancienne lombalgie. Cela peut aller jusqu'au tassement vertébral, imprévisible et sournois.

Cette posture soulage énormément les lombaires.

Glissez systématiquement un coussin sous vos fesses, couchée sur le dos, lorsque vous faites des exercices avec les jambes (particulièrement si vous avez déjà les reins fragiles).

Mais il n'est pas indispensable d'attendre la ménopause pour bien faire !

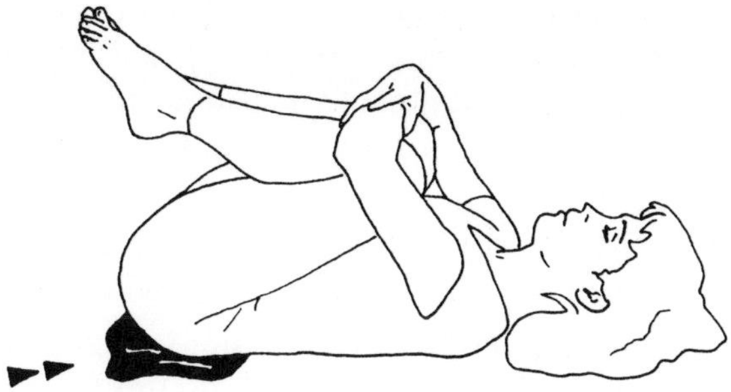

Toutes les femmes, ou presque, se plaignent tôt de problèmes veineux, notamment de sensations de jambes lourdes, de varices, etc. Alors attention, les exercices en position accroupie entravent la circulation et contribuent à accentuer cette gêne. De même sont-ils déconseillés à celles qui ont des problèmes gynécologiques latents ou mal solutionnés, tels qu'une descente d'organes.

La présence de tissus cicatriciels dans le petit bassin (sur endométriose par exemple) peut être source d'adhérences internes, donc de douleurs impromptues à l'effort musculaire. Prudence encore dans la pratique gymnique et le port d'objets lourds.

En prenant de l'âge, on a une fâcheuse tendance à la surmédication. Il y en a bientôt plus autour de l'assiette que dedans ! Demandez régulièrement à votre médecin de faire le tri de vos médicaments, il y a fort à parier qu'il vous en supprimera.

2. Ce qui est propre à l'enfant

a) Les premiers soins de pédiatrie

Les grands prématurés récupèrent mieux quand ils sont très entourés par leur maman, caressés, et qu'ils bénéficient de soins personnalisés. C'est la preuve que **l'amour soigne.**

Dès la naissance, apprenez à ne pas coucher l'angelot sur le ventre, mais à plat dos (ou sur le côté), pour prévenir la mort subite du nourrisson. Dans cette position il respire plus librement et lutte mieux en cas de hausse de sa température corporelle (alors, ne pas hésiter à le déshabiller). Plutôt que la couette, glissez son petit corps dans un « dort bien » jusqu'à l'âge de 2 ans, à 19-20° de température ambiante dans une chambre.

Une tétine attachée autour du cou de bébé peut représenter un risque de strangulation, de même que des chaises à sangles. Attention, de manière générale, à tout ce qui peut blesser : aux filets de lits dans lesquels ils peuvent s'emmêler, aux barreaux des lits.

Il est bon d'encourager Junior à gigoter. L'installer toujours à plat sur son lit, souvent trop emmitouflé, avec de petites chaussures ravissantes mais exagérément ajustées, nuit à son développement moteur. Ne le placez pas non plus systématiquement sur le même coin de matelas, sinon il va « prendre racine » et pivotera systématiquement du même côté. A votre approche, sa petite tête ne tournera que dans un sens, ce qui lui fera risquer un torticolis. Ce n'est pas ainsi qu'il apprendra à symétriser ses réflexes posturaux.

Il est utile de prévenir la luxation de hanche, en cas d'antécédents familiaux, ou encore si bébé est né par le siège, en lui mettant à chaque change deux couches l'une sur l'autre. Cette précaution doit être prise durant les cinq premières semaines de sa vie.

Après chaque biberon attendez dix minutes, un quart d'heure, avant de coucher bébé à l'horizontale. Gardez-le au bras en attendant qu'il ait bien ingurgité son lait.

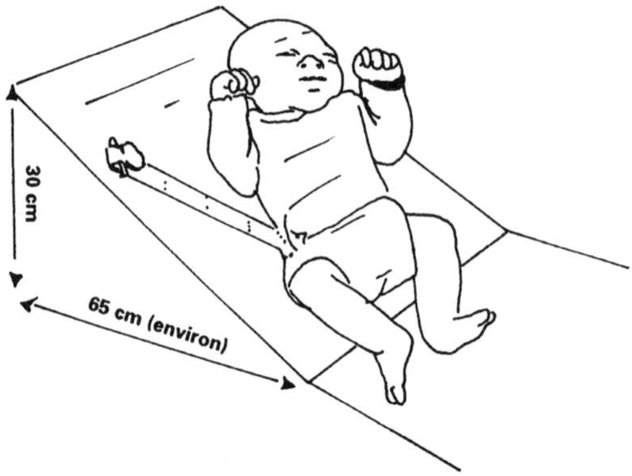

En cas de reflux gastro-œsophagien, le matelas sera positionné en déclive (environ 30 % de pente).

– QUESTION : Mon enfant a de la fièvre, puis-je lui donner du paracétamol ?
– RÉPONSE : Oui, chez l'enfant le paracétamol soigne d'ailleurs plutôt la fièvre, que la douleur.

Pour dégager son nez lorsqu'il est encombré, utilisez le mouche-bébé par aspiration. Si toutes les mamans en avaient l'usage, de nombreux séjours à l'hôpital seraient évités ! Changez le coton à chaque fois.

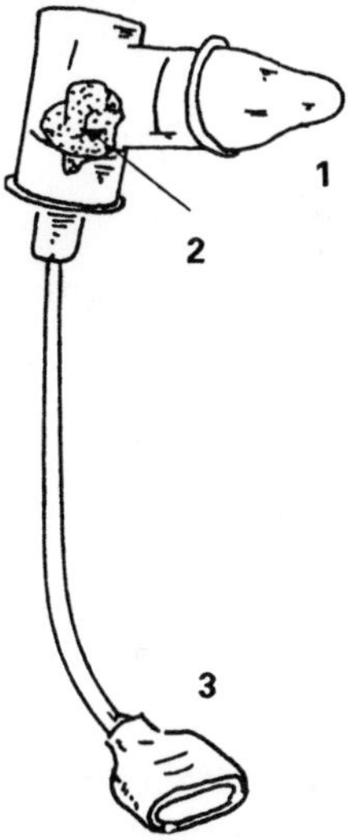

Mouche-bébé par aspiration.
1 : embout nasal pour l'enfant.
2 : coton à imbiber d'antiseptique.
3 : embout buccal pour le parent.

Jusqu'à l'âge de 2 ans, l'enfant ne tousse pas toujours efficacement et déteste se moucher. Les manœuvres exécutées par le kinésithérapeute visent à pallier cet inconvénient en l'aidant à dégager ses voies respiratoires. La plus efficace consiste à accélérer le flux expiratoire par pressions dirigées sur l'abdomen.

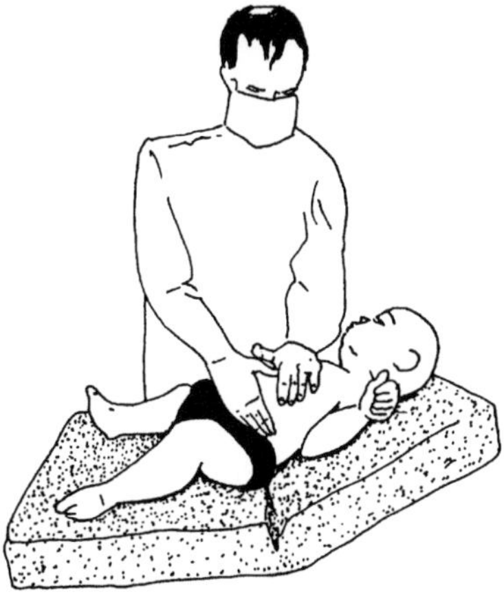

Pressez d'une main l'abdomen de bébé, l'autre appuyant sur son thorax de façon synchrone, au moment où il expire (s'il a une tétine en bouche, la lui ôter durant l'exercice, elle fait bouchon).
Bébé n'aime pas être chahuté et se défend parfois en durcissant son petit ventre. N'appuyez pas à ce moment-là.

Autre manœuvre : comprimez délicatement sur son ventre pendant quelques secondes afin d'obtenir une hyperventilation costale dirigée. Pour ces manœuvres, si vous êtes enrhumé mettez un mouchoir propre sur votre visage.

Ces deux manœuvres, bien que devant être exécutées assez énergiquement, ne font aucun mal à Junior.

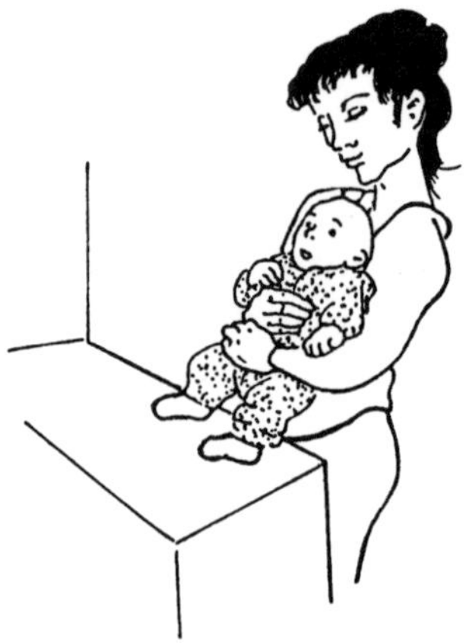

Variante avec bébé tenu contre soi.
La position est sécurisante.

Précautions :

– Ne pratiquez qu'à distance de chaque gavage ou biberon, et préférez la manœuvre dite «en pont», la main sur l'abdomen, juste sous les côtes, moins agressive (surtout si bébé souffre déjà de météorisme ou d'autres problèmes digestifs).

– Des séances de cinq minutes sont suffisantes, mais il faut les répéter souvent.

– S'il est bien encombré, changez-le souvent de position pour le drainer.

– Les vibrations costales et les tapotements ne servent pas à grand-chose.

S. O. S. truc :
En même temps que ces manœuvres (et en vous référant à la figure de la page 13), chaque fois que bébé a des problèmes respiratoires, massez-lui tous les jours, du bout des doigts, sur ses petits pieds, les zones réflexes suivantes : sinus, bronches et poumons, plexus solaire.

En cas de coqueluche, la kinésithérapie respiratoire est inutile, voire déconseillée, puisqu'elle risque de provoquer un spasme. Bébé ne tousse déjà que trop. Par contre, elle est quasiment indispensable sur la bronchiolite, laquelle se traduit pas une inflammation des petites ramifications, tout en bas de «l'arbre bronchique». Cette affection est souvent confondue avec la rhino-pharyngite, ou inflammation du pharynx, en haut de l'arbre, pour laquelle la kiné respiratoire – irritante et inefficace – est contre-indiquée.

La crèche favorise la contagion, ce n'est donc pas un milieu favorable pour l'asthmatique car il risque de multiplier les bronchites. On pense que près de 80 % des crises d'asthme enfantines sont déclenchées par un virus.

Rappel : les antibiotiques n'ont jamais tué les virus ! Les prescriptions abusives ont même entraîné une mutation de certaines souches de bactéries, les rendant ainsi résistantes à toute antibiothérapie. Vont-elles gagner à nos dépens la bataille du troisième millénaire ? Bébé doit développer tout seul ses résistances, faire ses anticorps (l'allaitement lui en fournit au début de sa vie), apprendre même le risque calculé de la fièvre, qui est une saine réaction de défense de l'organisme. Bourré à tout propos d'antibiotiques, il n'apprend pas à lutter. Quelles chances lui donne-t-on alors de se défendre ?

b) Déformations du pied, marche et boiteries

En service de maternité, comparez les pieds de votre bambin avec ceux du petit voisin. S'ils tournent, c'est peut-être, par exemple, un *metatarsus-varus*. Un diagnostic médical s'impose.

Si c'est confirmé, il faudra, entre deux séances de kinésithérapie, lui chatouiller le bord externe du pied avec une brosse à dents afin de susciter un réflexe correcteur. Ne lui mettez pas de chaussures, même si c'est le premier cadeau de « tante Adeline », ça l'entrave.

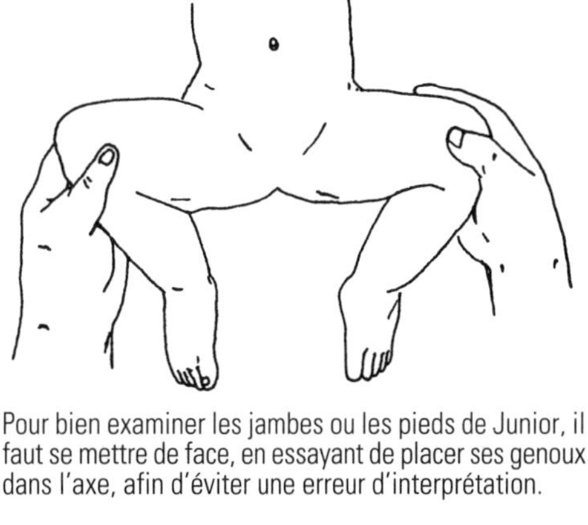

Pour bien examiner les jambes ou les pieds de Junior, il faut se mettre de face, en essayant de placer ses genoux dans l'axe, afin d'éviter une erreur d'interprétation.

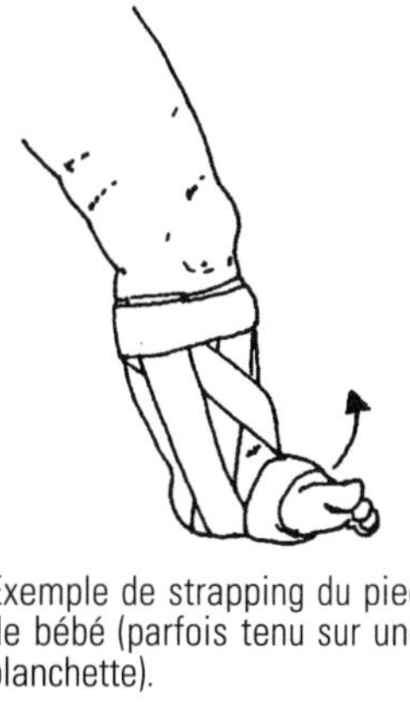

Exemple de strapping du pied de bébé (parfois tenu sur une planchette).

Si le médecin ou le kiné lui a fait un strapping (petit bandage élastique collé, correcteur ; nous en reparlerons pour les traumatismes sportifs), vérifiez que les orteils ne bleuissent pas, que le peton n'est pas froid ou gonflé, ce qui pourrait indiquer une trop forte compression (mieux vaut alors tout retirer). C'est souvent sur le dessus du pied, à la jointure de la cheville, que ça peut serrer. Assurez-vous qu'il n'y a pas là de striction. Protégez préalablement l'épiderme de bébé avec un enveloppement d'élastomousse, un badigeon de teinture de benjoin ou un spray protecteur. Le bon strapping corrige, mais s'affaisse et se salit en quelques heures ; il faut donc le refaire souvent (pratiquement chaque jour).

S. O. S. trucs :
– La plupart des bambins qui commencent à trotter donnent une impression de « pieds plats » qui est rarement une vraie déformation. Si vous avez un doute, signalez-le à votre médecin qui s'assurera que cela ne vient pas de la hanche. En général, on ne s'inquiète que si le problème persiste après l'âge de 6 ans.
– En cas de franche boiterie, par exemple dans le cas du « rhume de hanche », il faut limiter l'hyperactivité naturelle du chérubin pendant quelques jours en lui proposant des loisirs tranquilles tels que jeux de société, dessin, lecture...

L'enfant est constamment tenté par la nourriture, les friandises, mais la suralimentation peut compromettre son avenir orthopédique. Obèse, il déforme ses genoux en dedans *(genu valgum)* et la voûte de ses pieds s'affaisse. La période à risques majeurs se situe autour de 3-4 ans. Alors, une saine dépense physique est salutaire. Or, parfois, dès qu'il a l'âge d'en avoir conscience, il a honte de ses rondeurs devant ses petits camarades et prend le sport en grippe parce qu'on se moque de lui, au gymnase ou sur le terrain de foot. D'où l'importance d'un soutien de l'entourage, constant et affectueux, et peut-être d'une orientation vers des activités physiques plus personnalisées.

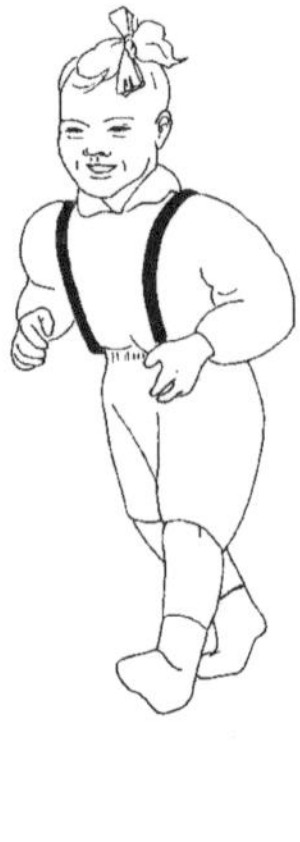

« Vive le footing... Allez, bougez-vous, les grands ! »

Les petits ne font pas d'entorses vraies, leurs ligaments sont trop souples pour s'abîmer aisément. Alors, il faut plutôt penser à un problème de décollement épiphysaire, que l'on traite par immobilisation, sous botte de marche en résine. Hélas ! le surentraînement sportif précoce aux fins de compétitions abuse de cette grande laxité de l'enfance.

Entre 7 et 9 ans, l'ossification primaire de la colonne vertébrale est terminée, alors débute l'ossification secondaire. A ce moment là, si l'enfant en fait trop, il sera certes un magnifique gymnaste, mais à quel prix ? A l'âge adulte il le paiera en douleurs chroniques et désagréments incalculables.

En même temps qu'il grandit, l'enfant prend mieux conscience de son corps, mais il ne sert à rien de lui seriner : « Tiens-toi droit ! » ; il ne sait pas ce que cela signifie, surtout si papa-maman ne donnent pas le bon exemple. Très souvent, le gamin se tient mal pour des raisons d'ordre psychologique. Par exemple, s'il est le plus grand de sa classe il va se « ratatiner » afin de se mettre au niveau des autres. A l'adolescence, pour d'autres motifs, il fuira les regards insistants. Pas évident de grandir !

Autour de l'âge de 8 ans, un enfant n'a pas la perception exacte de la longueur de ses bras. Alors, commencez par faire avec lui, quelques parties de ping pong : excellent pour l'aider à « sentir ses centimètres ».

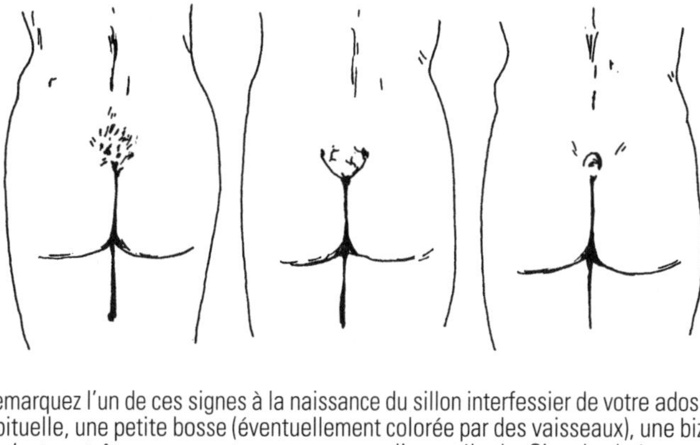

Si vous remarquez l'un de ces signes à la naissance du sillon interfessier de votre ados : une pilosité inhabituelle, une petite bosse (éventuellement colorée par des vaisseaux), une bizarre invagination, c'est peut-être en rapport avec une anomalie vertébrale. Signalez-le à votre médecin.

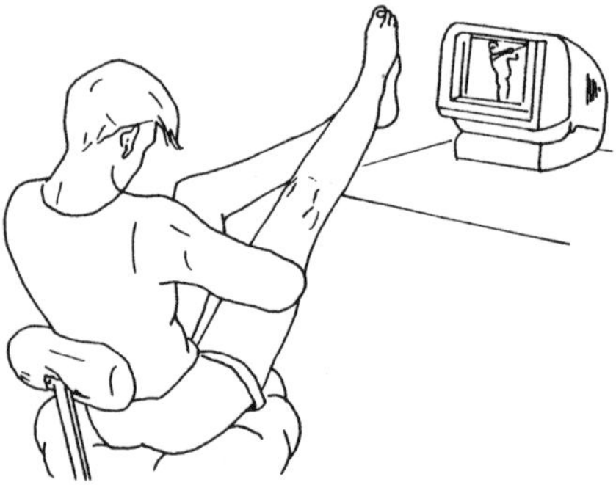

Il a mal au cou ? Avant de suspecter une déformation vertébrale et de le mitrailler de rayons X, regardez donc comment il s'installe des heures durant devant sa télé ou sa console de jeux vidéo ! Peut-être qu'en corrigeant son attitude tout rentrera dans l'ordre.

Une radiographie, encore moins un scanner, ne sont des actes anodins.

Pendant la grossesse, la prise d'acide folique ou vitamine B9 (400 microgrammes/jour) contribue à éviter les risques de *spina bifida* (un type de malformation du rachis).

c) L'évolution motrice de un mois à un an

Vive bébé nageur, inscrivez-le donc sans attendre à la piscine avec vous. C'est excellent pour son développement moteur et son self-contrôle. Il ne faut pas négliger ce moment privilégié « d'histoire d'eau » entre maman et chouchou.

A l'âge de un mois, installé sur le ventre, il lève la tête. Trente jours plus tard il tient épaules et tête, oriente son regard vers ce qu'il entend. A trois mois, en position assise il tient sa tête et agite ce qu'on lui met en mains ; il répond vraiment aux sourires.

A quatre mois il saisit ce qu'on lui tend, à cinq il tient presque assis tout seul, à six c'est acquis.

Ce n'est qu'à partir de sept mois qu'il peut tenir assis quelques minutes tout seul, avec appui des bras. Couché, il roule sur lui-même, change de position.

A huit mois il rampe. A neuf, il commence à tenir à quatre pattes sans se déplacer et se laisse tenter par la position debout, en se tenant à un meuble. Il dit « papa » et « maman ».

Dès l'âge de dix mois, il trotte partout à quatre pattes et se tient à genoux redressé. A onze, il commence à marcher si on le tient par les mains, lance des objets, mime les grands, grimace pour faire rire son entourage.

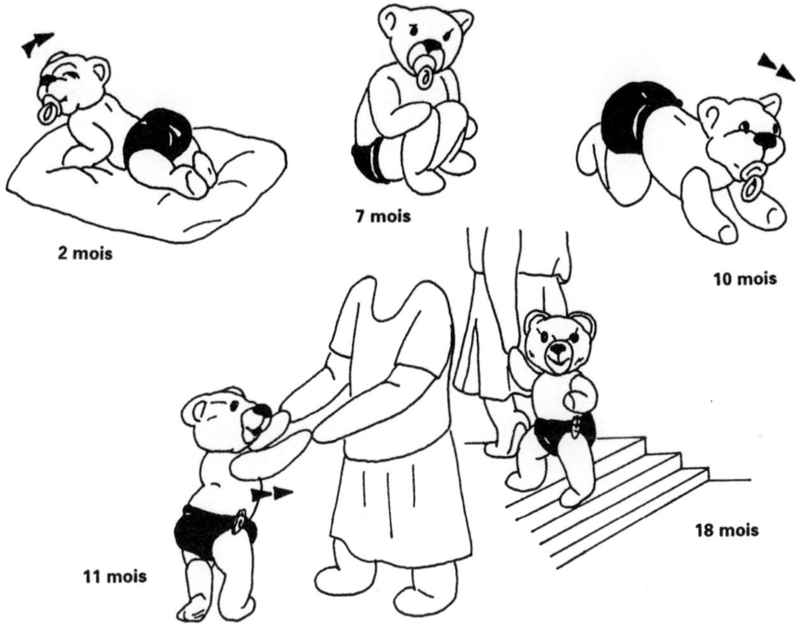

Autour d'un an il marche, tenu par une main (trop de mamans tirent sur ce petit bras comme des brutes lorsque leur chérubin trébuche ; attention fragile !).

A quinze mois, il gère bien la position érigée et conforte son équilibre. A dix-huit, il est capable de s'attaquer aux escaliers si on le tient. A 3 ans il se lance en tricycle et pédale.

Ce n'est qu'autour de l'âge de 5 ans qu'un enfant parvient réellement à bien se contrôler, à admettre les règles du jeu en groupe. Avant, le geste désordonné est normal. Harcelé par des parents pointilleux, astreint précocement à trop de discipline, l'enfant risque de perdre confiance en lui.

Pendant toute la durée de la petite enfance, il vaut mieux lui apprendre à développer ses réflexes, son équilibre, à devenir vif et habile plutôt que costaud, d'autant qu'il est utopique de prétendre muscler un prépubère.

Le jeu et l'expression corporelle sont indispensables à l'enfant. En pleine croissance, il doit apprendre à combattre la sédentarité, fléau de notre époque. Ses goûts et son profil psychomorphologique entreront en ligne de compte dans le choix de ses activités.

« Il faut apprendre à tenir sur la route de la vie comme on tient sur un vélo ! »

d) Quelle taille à l'âge adulte ?

Classiquement, pour la fille il faut additionner la taille du père à celle de la mère et retirer treize centimètres. Diviser ensuite par deux.

Pour un petit gars, même calcul, mais en additionnant treize centimètres (qui représentent la correction relative au sexe).

Un retard de croissance intra-utérin, s'accompagnant d'une petite taille de naissance, peut obliger de revoir ce calcul approximatif à la baisse.

e) Quel sport à quel âge ?

Les interdits : tout ce qui est trop intensif, trop technique, traumatisant, contraignant, fatigant, narcissique. Mais l'enfance est la période de la vie où tout est possible, pratiquement aucun sport n'est contre-indiqué (sauf avis médical).

La pratique d'activités physiques raisonnables contribue à augmenter le capital osseux de l'adolescent, mais le surentraînement peut, par contre, provoquer une véritable ostéoporose (par désorganisation hormonale).

Parents, surveillez transpiration et macération. Dans quelle tenue s'en va courir votre chérubin, toujours pressé ? Ne risque-t-il pas d'oublier son petit pull par temps froid, ou de trop se couvrir par temps chaud ? S'il vit avec ses baskets aux pieds, achetez-lui-en deux paires, l'une étant exclusivement réservée à la pratique sportive. Ses chaussettes sont-elles sèches et archisèches ? A la plage, à la piscine, veillez à ce qu'il ne garde pas son maillot de bain mouillé sur lui lorsqu'il se rhabille.

Lorsqu'il part à l'entraînement, mettez-lui une barre céréalière dans la poche et une gourde d'eau à portée de main.

Ne risque-t-il pas de perdre ses lunettes ? Fixez-les avec une cordelette.

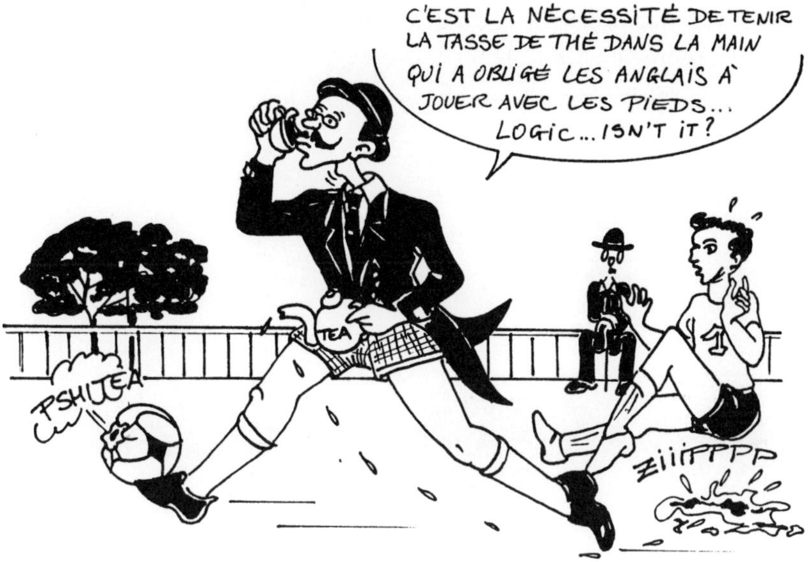
C'EST LA NÉCESSITÉ DE TENIR LA TASSE DE THÉ DANS LA MAIN QUI A OBLIGÉ LES ANGLAIS À JOUER AVEC LES PIEDS... LOGIC... ISN'T IT?
TEA
PSHUTEA
ZIIIPPPP

S'il est un fana de foot, attention : ce sport privilégie les jambes au détriment du haut du corps. Emmenez-le faire quelques longueurs à la piscine, en complémentarité.

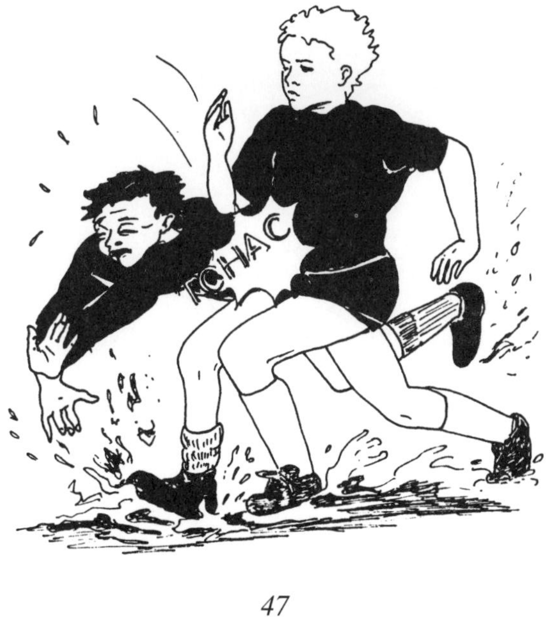
TCHAC

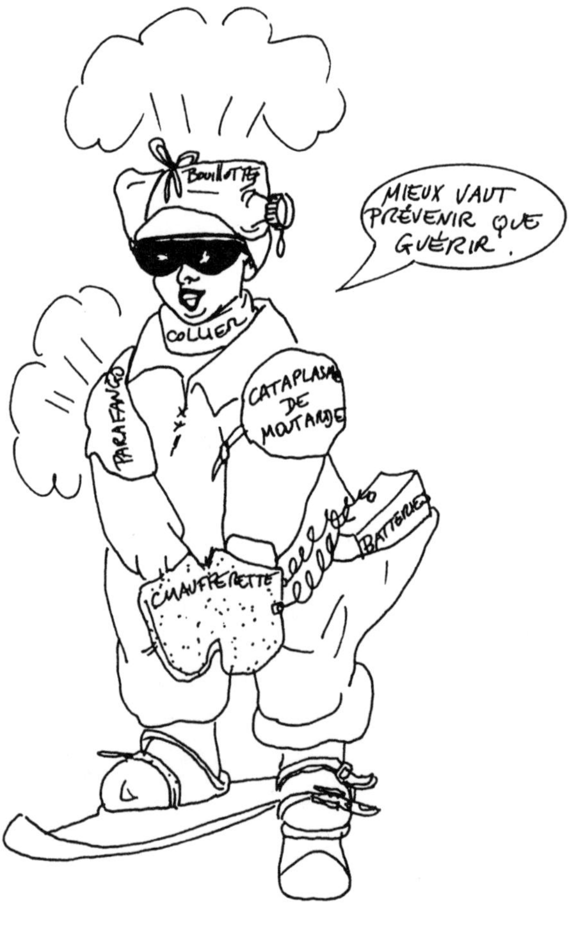
MIEUX VAUT PRÉVENIR QUE GUÉRIR !
BOUILLOTTE
COLLIER
PARAFANGO
CATAPLASME DE MOUTARDE
BATTERIES
CHAUFFERETTE

CHAPITRE III

Les traumatismes sportifs

Les accidents de sport sont à type de chutes, de chocs, mais aussi du fait d'un défaut de technicité, d'une insuffisance de préparation ou par la faute d'un matériel défaillant ou inadéquat. Le surentraînement amène aussi son cortège d'ennuis. Il est évident que les problèmes décrits dans les lignes qui suivent ne se rencontrent pas uniquement dans la pratique sportive, mais il était intéressant de les situer dans ce cadre.

L'accident sportif survient-il par hasard, ou sommes-nous des êtres moléculaires programmés ? On craque parfois sur le stade ou au gymnase du fait d'une imprudence déterminée par notre inconscient, parce qu'on est au croisement d'une route difficile et qu'on a besoin de s'arrêter pour souffler un peu, quitte à supporter l'inconvénient d'un plâtre pendant plusieurs mois.

L'effort trop longtemps soutenu (marathon, triathlon) met à mal l'appareil digestif par diminution du débit sanguin intestinal (jusqu'à 80 %), et l'estomac se vide brutalement, ce qui provoque nausées et vomissements. Forte poussée de température et asthénie réactionnelle peuvent compléter le tableau.

La compétition est une situation qui peut conduire à une hypoglycémie réactionnelle, faisant rater le podium au champion.

S. O. S. trucs :

– Vous êtes tombé, pas trop d'égratignures mais une articulation fait mal, elle gonfle. Alors, glacez et prenez une dose *per os* de granulés homéopathiques d'Arnica à la dilution de 9 CH (pour les

petits, pensez au contre-coups de l'abbé Perdrigon). Si vous n'avez pas de vessie de glace sous la main, mettez vos glaçons dans un sac plastique. Ce geste est à répéter plusieurs fois dans la journée.
– Si vous vous trouvez sur une piste de ski, frictionnez-vous énergiquement pendant un quart d'heure avec de la neige. Le froid est une solution simple et efficace, mais hélas, désagréable.
– Dès le lendemain, changez de tactique : il vaut mieux chauffer (sèche-cheveux, radiateur soufflant, cataplasme d'argile...). Sachez, en l'occurrence, que le massage a peu d'intérêt.

Diabétiques, attention : une articulation gonfle, un coude par exemple, et pourtant vous n'avez pas chuté. Prenez rendez-vous chez votre endocrinologue plutôt que chez le kiné.

1. Les lésions musculaires

L'antiphlogistine a ses indications pour toute lésion des tissus mous.

a) La crampe d'effort

C'est une contracture douloureuse et durable empêchant tout mouvement. Le muscle est comme asphyxié par atteinte métabolique. Les personnes qui y sont sujettes sont principalement les sujets peu entraînés, les femmes enceintes, les diabétiques

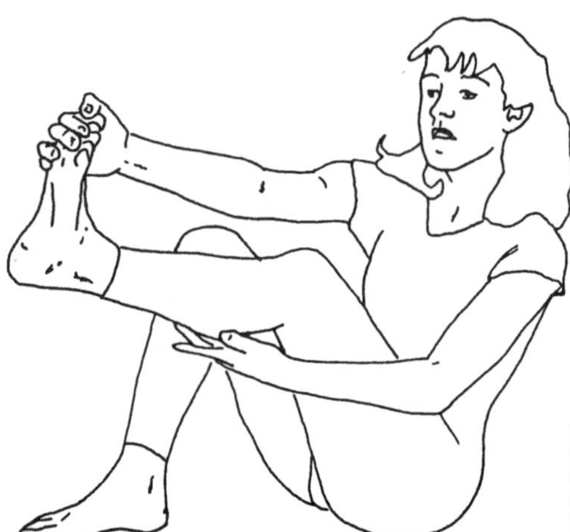

Une crampe dans le mollet? Etirez-le en douceur, après avoir, si possible, marché sur un sol froid (carrelage).

ainsi que les sciatalgiques et les arthritiques qui ont des crampes circulatoires.

Rappelons-nous que le jus d'orange est riche en magnésium. Un verre par jour suffit à entretenir un stock de réserve permettant de limiter ce genre d'incident.

b) La déchirure musculaire ou claquage

C'est un accident sérieux par distension, avec lésion musculaire et incapacité totale de bouger. Il devient impossible de poursuivre son activité physique.

Elle impose une application immédiate de glace pour arrêter le saignement interne. Le repos forcé durera de quinze jours à trois semaines. Mollet et cuisse sont principalement concernés.

c) La courbature

Bénigne, elle est due au surmenage. Le mouvement reste possible, mais ravive dans l'instant la douleur musculaire, laquelle s'atténue à l'échauffement. Elle a une origine circulatoire et s'accompagne d'un épuisement plus ou moins complet des réserves énergétiques.

Elle dure de trois à cinq jours et nécessite le repos.

d) La contracture

L'élasticité musculaire a été mise à mal. Elle se traduit par une contraction involontaire du muscle, une « boule » qui reste dure au toucher et nécessite une mise au repos de la zone concernée pendant plusieurs jours (dix à trente). Dans le dos, la cause des contractures est souvent vertébrale, radiculaire. On observe alors un raccourcissement musculaire local, douloureux et permanent qui limite la mobilité. Il provient d'un surmenage ou d'un faux mouvement.

La contracture survient lorsqu'on dépasse ses limites. Elle cède en général à la chaleur, rarement au froid (bien que cela s'observe). Rappel : si vous utilisez une pommade, regardez la notice car il y a souvent confusion entre l'effet anti-inflammatoire et le décontracturant.

N'oublions pas le synthol ou les combinaisons d'huiles essentielles. Citons : camphre, cannelle, romarin ou thym, lavande, menthe, sauge, citronnier, qui ont un bon effet hyperémiant.

S. O. S. trucs :

– Certaines viandes mal cuites (porc, phacochère, cheval), responsables de trichinose, peuvent entraîner des douleurs musculaires que le médecin confondra parfois avec des crampes ou des contractures.

– Un défaut dans la mâchoire (l'articulé dentaire) peut entraîner douleurs et contracture du trapèze supérieur. Soignez vos dents, vous n'aurez plus mal au cou. Certains médecins préconisent un correcteur dentaire amovible en plastique, qui aligne les dents.

– Si vos verres de lunette sont inadaptés, il se peut que vous adoptiez une attitude-manie en avançant le menton, le sourcil froncé pour mieux accommoder ; vous vous tenez mal. Allez chez l'oculiste et votre torticolis ira mieux.

– Un sauna soulage souvent contractures et courbatures bénignes.

2. Les lésions capsulo-ligamentaires

a) L'entorse ou foulure

Elle survient du fait d'un faux mouvement ou par défaut de technicité. Elle peut être la conséquence fâcheuse d'une chute (si vous êtes fatigué ou sous traitement neuroleptique, faites attention aux pertes d'équilibre). L'articulation n'est pas déboîtée comme pour la luxation, il y a seulement atteinte traumatique d'un ou plusieurs ligaments et de la capsule articulaire de façon plus ou moins sérieuse.

Chez le sportif, la plus méchante est celle du genou (lequel se trouve en première ligne dans la pratique du ski alpin), parce qu'il a ensuite souvent du mal à récupérer sa mobilité. Les séquelles sont fréquentes, à type d'instabilité ou de douleurs chroniques. Alors, l'utilisation d'une genouillère à renforts articulés et fenêtre rotulienne est recommandée en fin de rééducation, dans les premiers jours de la reprise de l'entraînement. Elle protège bien.

L'entorse de cheville par atteinte du ligament latéral externe est la pathologie la plus fréquente en pratique sportive. Elle représente 20 % des accidents de foot. La botte plâtrée est alors avantageusement remplacée par un strapping, avec parfois pose d'aimants (magnétothérapie). Ce traitement évite l'immobilisation à l'origine de micronécroses ligamentaires, de troubles de la proprioception et circulatoires.

Sur place, le geste d'urgence reste le glaçage à même le vêtement (directement posée sur la peau, la glace entraîne de petites lésions cutanées). La mise au repos doit être immédiate, l'immobilisation dure de dix jours à trois semaines.

S. O. S. trucs :
– Lorsque vous trotterez de nouveau, marchez de temps en temps sur la pointe des pieds pour réveiller les fuseaux neuromusculaires.
– La marche dans le sable est également un excellent exercice.

b) Les tendinites

Elles correspondent à un surmenage par le fait d'une mauvaise pratique gestuelle ou de la répétitivité d'un mouvement identique, et se traduisent par l'inflammation d'un tendon et/ou de sa gaine. Elles inquiètent parce qu'elles ne s'accompagnent d'aucun signe bien repérable : ni rougeur, ni gonflement suspect, ni limitation franche d'amplitude. A l'œil tout paraît normal, mais la douleur est tenace (certaines tendinites peuvent durer de un mois à deux ans). Alors, on a tendance à vouloir tirer dessus, à forcer, à tort.

Ce qu'il faut faire : repos obligatoire, glaçage, ultrasons, anti-inflammatoires ou infiltrations (pas plus de trois car, à la longue, celles-ci fragilisent les tissus ; de plus, les risques d'infection par intrusion de germes pathogènes ne sont pas nuls). Une bonne méthode consiste à frictionner la zone douloureuse avec un glaçon pendant deux à trois minutes, deux fois par jour.

Certains kinés pratiquent le M.T.P. (massage transverse profond) consistant à masser très énergiquement le tendon enflammé du bout des doigts (ça fait mal). Cinq minutes de cette pratique, répétées si possible deux fois dans la journée, suffisent. On peut aussi ensuite, et en complément du traitement, se frictionner au

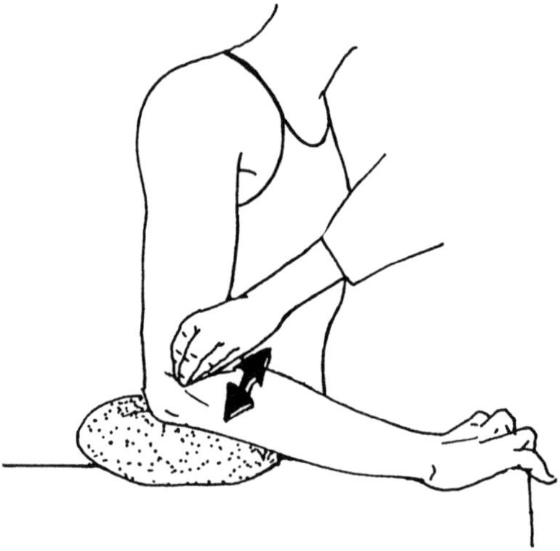

M.T.P. sur le coude.

glaçon. A la reprise de l'entraînement, respectez une phase d'échauffement correcte.

Les profs de gymnastique et de danse sont des clients fidèles des cabinets de kiné et parfois traitent leurs tendinites... par le mépris. Leur régularité dans la pratique sportive et leur professionnalisme ne les mettent, hélas, pas à l'abri de ces incidents.

Utilisateurs de cyclorameurs, attention aux épicondylites.

Surveillez votre alimentation !

– Pour éviter les tendinites, il faut limiter : viande, poisson, pain, beurre et huile, ainsi que les fromages (de préférence les choisir à pâte ferme). Pas plus de deux œufs par semaine. Diminuer sa consommation, par exemple de moitié, c'est approximatif mais plus réaliste que de prétendre tout peser.

– Par contre, augmentez votre apport de légumes. Mangez de la salade (sans trop assaisonner), des pommes de terre, épinards, carottes, choux, asperges, tomates.

– Mangez beaucoup de pommes, poires, bananes, pamplemousses et citrons, raisins et abricots secs.

– Lait écrémé (ou demi-écrémé) et dérivés maigres sont également recommandés.

La forme sans tendinite commence...
par l'alimentation...
... et se termine par l'exercice précédé d'un bon échauffement.

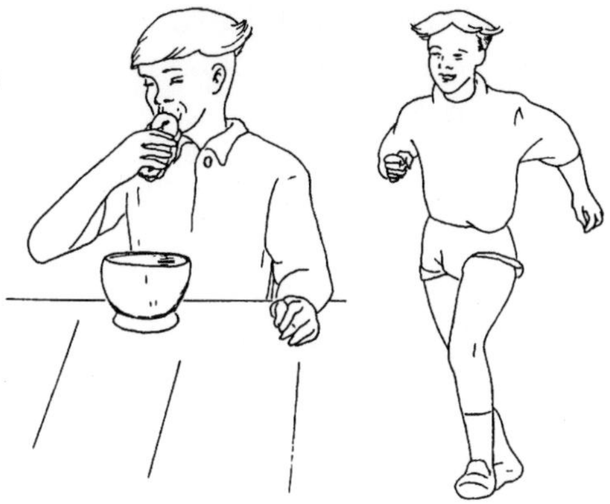

S. O. S. trucs :
– Il faut savoir que les caries dentaires, du fait des bactéries libérées, peuvent en provoquer.
– Certains terrains y prédisposent (cardiaques) et d'autres tableaux sont trompeurs (fausse tendinite de l'épaule droite lors des crises de colique hépatique).
– Si vous avez de l'arthrose, il arrivera que vous croyez avoir une tendinite du coude ou du poignet, alors que ça vient du cou (traiter alors le cou).

3. Les lésions osseuses

a) Les fractures

L'os fracturé nécessite une immobilisation immédiate. Les délais de consolidation sont variables d'un individu à l'autre, car certains organismes ne soudent pas vite, ayant du mal à fabriquer de l'os. Il faut compter environ douze à seize semaines pour le membre inférieur, huit environ pour le membre supérieur. C'est la radiographie qui signe la consolidation. Ensuite, l'os ne cassera plus au même endroit, du fait d'un cal surajouté particulièrement solide.

Les fractures de fatigue sont relativement fréquentes en milieu sportif. Elles surviennent sans choc direct. C'est la scintigraphie osseuse qui permet un diagnostic précoce, car au début la radio est normale. Elles se signalent par une douleur aggravée à l'effort, et sont calmées au repos, ce phénomène s'amplifiant au fil des jours. Elles imposent un arrêt strict de un à deux mois.

L'abus chronique de caféine et d'alcool semble favoriser les risques de fracture du col du fémur.

S. O. S. truc :
Vous vous êtes fêlé le coccyx et vous souffrez chaque fois que vous vous asseyez ? Achetez sur le marché un bloc de mousse dense de 50 x 50 cm environ, que vous éviderez en son centre (trou de 15 cm de diamètre environ). Il faut que la mousse ne s'écrase pas complètement lorsque vous posez votre postérieur dessus, sinon la précaution ne sert à rien.

b) L'immobilisation

Il existe tout un arsenal d'orthèses, fabriquées sur mesures ou en série, qui vise à assurer stabilité articulaire, maintien et restauration osseuse. Une rupture ligamentaire complète traumatique du genou, par exemple, impose une immobilisation par plâtre ou résine durant six semaines. En cas de rupture partielle, on portera plutôt une genouillère. Les suites fâcheuses à surveiller sont la sournoise apparition de l'œdème, de la phlébite, parfois d'escarres.

Attention : des fourmillements durables dans un membre plâtré ou sous résine, ou une perte subite de force sont des signes nécessitant une consultation immédiate auprès de votre médecin. Il s'agit peut-être d'un syndrome compressif dû à une gangue trop serrée.

Lorsque le mouvement est entravé par une contention rigide, il faut apprendre, en dessous, à contracter ses muscles en isométrique (contractions statiques). Il s'agit de les durcir très fort, comme on gonfle les joues, et de maintenir la contraction pendant quelques secondes (voir dessin page ci-contre). A répéter « cinq cents fois par jour », comme aiment à le répéter les orthopédistes.

S. O. S. trucs :
– Si vous avez la jambe plâtrée, surélevez le pied de votre lit, et lorsque vous êtes assis posez votre jambe sur une chaise.
– Une immobilisation prolongée entraîne une fonte musculaire transitoire (rarement préoccupante) au voisinage des articulations concernées. Lorsqu'elle s'accompagne d'une parésie (déficit moteur) ou d'une paralysie, une électrostimulation électrique, pratiquée par le kinésithérapeute, peut favoriser la récupération.

Exemple de contractions statiques du quadriceps (muscle de la face antérieure de la cuisse) après ablation du plâtre. La main placée sur le haut de la cuisse contrôle la contraction du quadriceps.

Sur avis, on peut adjoindre une charge additionnelle : deux ou trois boîtes de conserves, dans un sac, dont les anses sont passées autour de la cheville.

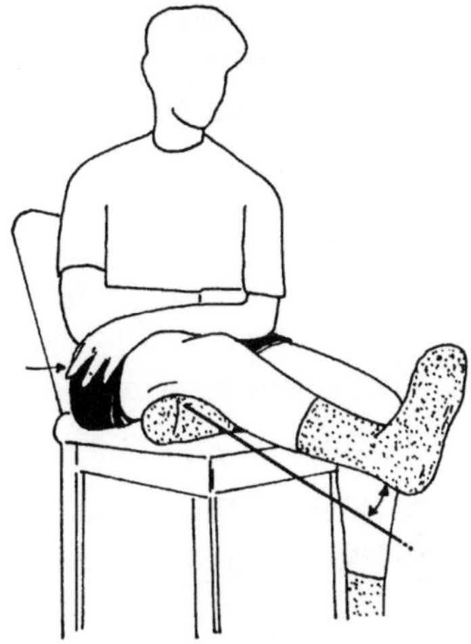

c) Le strapping

Méthode reine dans le domaine sportif, le strapping consiste à limiter, de façon sélective, le libre jeu d'une articulation par maintien avec une bande élastique, en général adhésive.

Précautions : rasez les poils et évitez les zones de peau déjà lésées (eczéma, égratignure, etc.). Il s'agit de mettre l'articulation en position de réduction ou de repos.

Attention à ne pas faire trop court : le strapping doit remonter assez haut afin que l'ancrage soit solide. Les bandes attelles de soutien doivent être orientées dans le sens des ligaments et des fibres musculaires concernés. Une fois le bandage terminé, la douleur doit être nettement atténuée, jamais majorée.

A surveiller : une réaction allergique (ça démange, ça rougit), des fourmillements, une cyanose, une perte de sensibilité, plus rare-

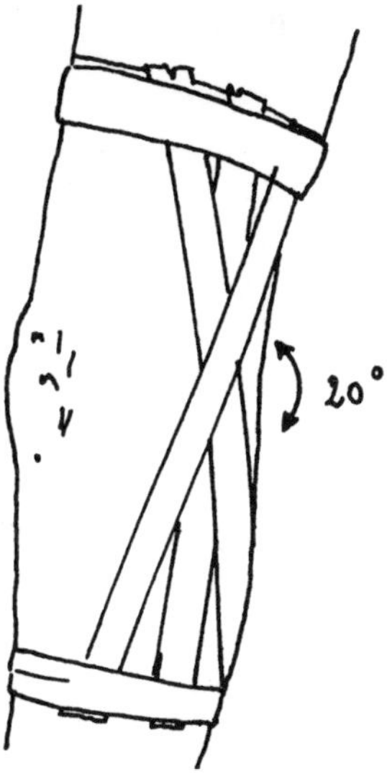

Un exemple de strapping de genou, pour lésion ligamentaire interne (vue interne).

ment un début de phlébite… Autant de facteurs qui doivent inciter à tout retirer.

Un strapping est à refaire lorsqu'il est sale ou qu'il ne tient plus (tous les deux/trois jours en général).

Les sportifs qui ont une articulation fragile (entorse récidivante par exemple) ont tout intérêt à la strapper avant le match ou la compétition, car c'est une protection sûre.

4. Quelques gestes d'urgence

En attendant un spécialiste :

– D'abord, deux exemples de première gravité :

Vous avez chuté, l'une de vos jambes vous fait atrocement souffrir et vous êtes loin de tout, avec le besoin de vous déplacer pour trouver du secours.
Le geste d'urgence consiste à vous fabriquer une attelle en cassant un balai ou une branche. →

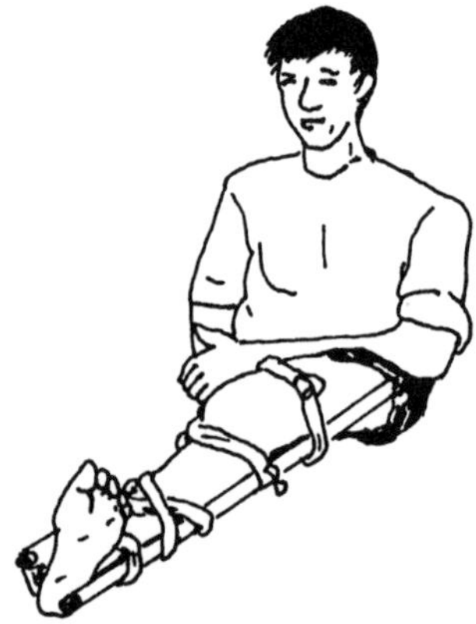

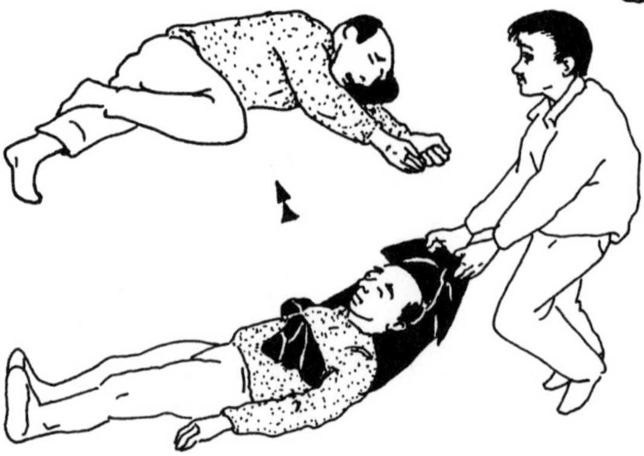

Accidenté, quelqu'un se trouve immobilisé au milieu de la chaussée et n'arrive pas à se relever. Il est important de l'amener à l'abri sur le bas-côté afin qu'il ne se fasse pas écraser. Veillez à le tracter bien droit pour ne pas léser son rachis (servez-vous de son vêtement pour le tirer sous les bras).

Ensuite, s'il a perdu connaissance, mettez-le en position latérale de sécurité dans l'attente des secours.

– Quatre exemples de moindre gravité :

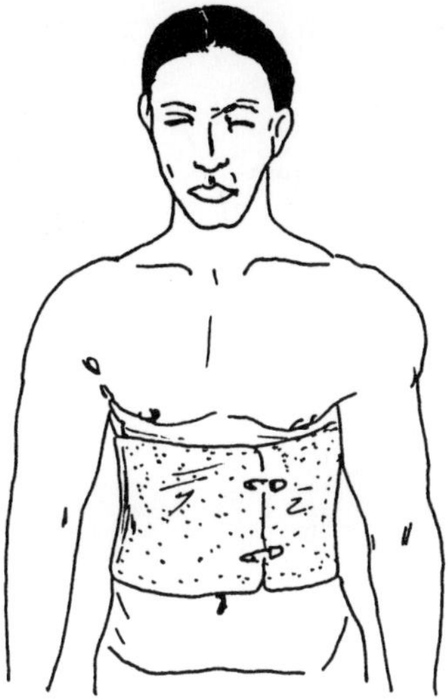

Vous êtes tombé, une vive douleur vous coupe la respiration, il s'agit peut-être d'une fracture de côtes.

Ceignez-vous d'une bande large, de préférence élastique (au besoin, taillez dans une vieille gaine élastique de dame forte).

Votre pied vous fait souffrir à la marche, mais la douleur est très localisée. Découpez une semelle dans un bout de mousse d'emballage dense ou de liège, en évidant en dessous de la zone contusionnée pour escamoter l'appui :

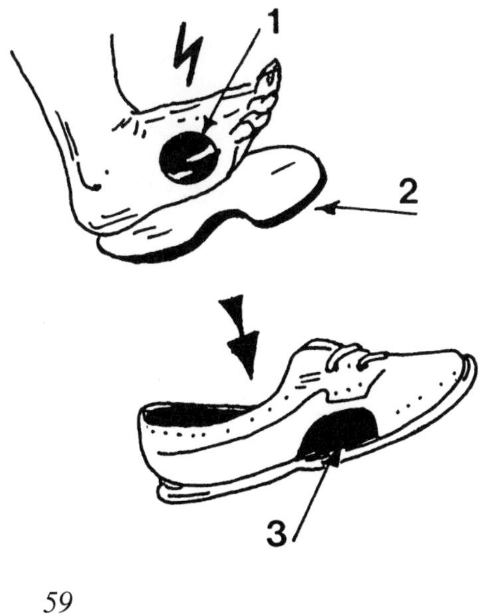

1 : endroit où se situe le problème.
2 : semelle en mousse découpée.
3 : éventuellement, découpez également la chaussure.

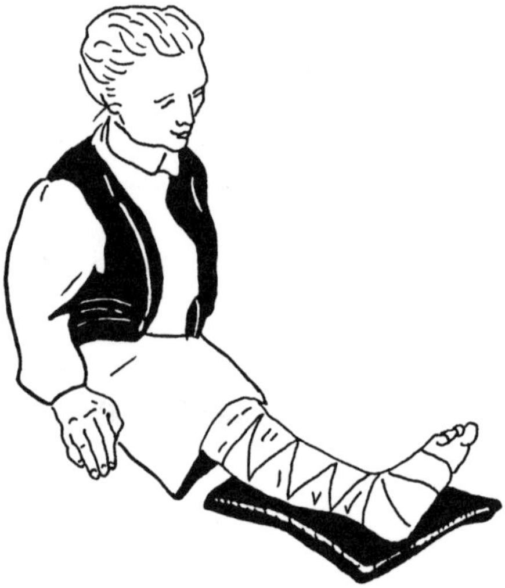

La bonne façon de mettre un bandage élastique de membre inférieur. Il faut croiser, comme le montre la figure, sinon ça boudine et entrave la circulation. Commencez par le pied, en serrant bien, puis en remontant serrez de moins en moins.

Il faut que la jambe ait été surélevée durant plusieurs minutes avant cette pose (ce genre de bandage est à visée circulatoire ou sert à éviter l'hypotension en cas de levers difficiles).

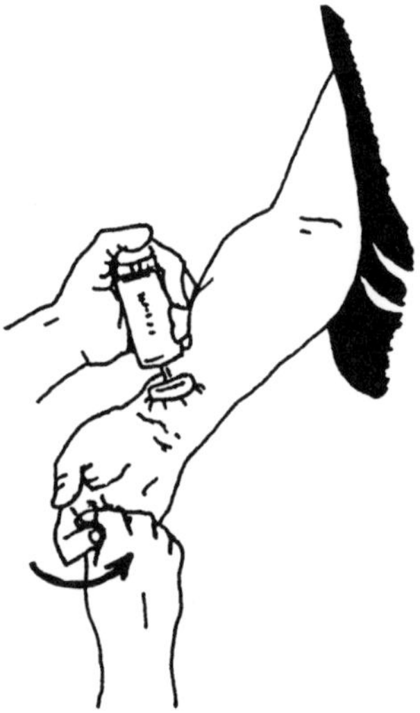

Un accident vous a laissé une vilaine cicatrice qui adhère aux plans profonds ? Achetez une seringue aspire-venin et faites ventouse à l'endroit qui colle. A répéter quatre à cinq fois de suite au même endroit, une fois par jour (seulement si les plans cutanés sont cicatrisés en profondeur).
Dans l'exemple choisi, il s'agit d'une cicatrice qui gêne le bon jeu des fléchisseurs des doigts. Mouvement exécuté contre légère résistance des doigts.

Un conseil : en cas de douleur de névrome, tapotez régulièrement avec le bout d'un crayon la zone concernée.

CHAPITRE IV

Incidents ou accidents dus au vieillissement

1. Vous êtes hospitalisé

Si vous devez être hospitalisé assez longtemps et que vous avez la peau fragile, munissez-vous de protections anti-escarres comme l'alèse en fourrure synthétique ou le coussin gel. Parfois, une allergie aux draps peut se manifester par une rougeur, une irritation, sur certaines zones de frottement comme les coudes. Si c'est gênant, pensez alors à emporter votre propre linge de maison (c'est parfois la lessive employée dans les hôpitaux qu'il faut incriminer).

Si vos talons commencent à s'entamer, une protection efficace et peu onéreuse consiste à découper une orange en deux, à l'évider, puis à coiffer vos talons avec la peau en conques. Vous les ferez tenir avec un bout de bande. Il faudra les changer dès que ça sèche.

Sur un fauteuil, avant de vous asseoir, mettez la bouée du petit-fils sous vos fesses, ou un bloc de mousse évidé en son centre (la mousse s'achète sur le marché et se découpe très bien avec un couteau électrique).

Attention au premier lever après un alitement prolongé. La tête vous tourne ? Alors ne fermez surtout pas les yeux, vous risquez de vous enfermer dans votre vertige. Essayez de fixer un point stable, en respirant amplement et doucement.

2. Mieux vivre avec vos douleurs chroniques

« Quand surviennent des douleurs chroniques, devenir sage ce n'est pas stopper toute activité, mais les envisager différemment. »

– QUESTION : J'ai des douleurs articulaires, mon docteur m'a prescrit des exercices à domicile. Est-ce bien utile ? Quels mouvements me conseillez-vous ?
– RÉPONSE : N'importe quel mouvement, même le plus anodin, peut « coincer » sans qu'on puisse prévoir ! Il est donc hasardeux de donner des conseils rigoureux. Le mouvement a plutôt tendance à aggraver une articulation lésée. En période de crise, mieux vaut suspendre l'entraînement et reprendre ensuite prudemment, en quêtant les conseils d'un professionnel averti. Mais, en dehors de cela, les exercices à domicile, s'ils sont pratiqués régulièrement et quasiment à vie, sont très utiles. Un défi, hélas, trop souvent utopique.

Du coup, le kiné supplée, sachant qu'il devra souvent réparer ce que la vie endommage, sur un appareil locomoteur devenu défaillant à force de laisser-aller.

Quarante pour cent des Français se plaignent de douleurs chroniques qui finissent par saper leur moral. Certes, il existe en nous une horloge interne, cette programmation inéluctable du destin à laquelle on ne peut rien et qui détermine plus ou moins notre vieillissement, mais ce n'est qu'une partie du problème.

A la longue, la sédentarité, le laisser-aller, mais aussi les excès de sport, d'alcool, de tabac et de café nuisent ! Voilà bien des paramètres qui dépendent de notre bonne volonté.

S. O. S. truc :
En cas de maux de tête rebelles, coupez un oignon en deux, évidez un peu chaque moitié et versez-y trois gouttes d'huile d'olive. Réchauffez au four quelques minutes. Ensuite, appliquez ces conques encore chaudes, non brûlantes, sur vos tempes. Faites tenir le tout avec une bande velpeau. A garder une heure.

En vieillissant, au virage de la ménopause, nos activités sportives devront privilégier l'endurance de façon très régulière, plutôt que la recherche de puissance (sans fatigue).

Dame, on est moins souple ! Les muscles deviennent moins performants, leur usure est parallèle à celle de l'os. On s'effraie des progrès de l'ostéoporose. Le calcium, cette merveilleuse com-

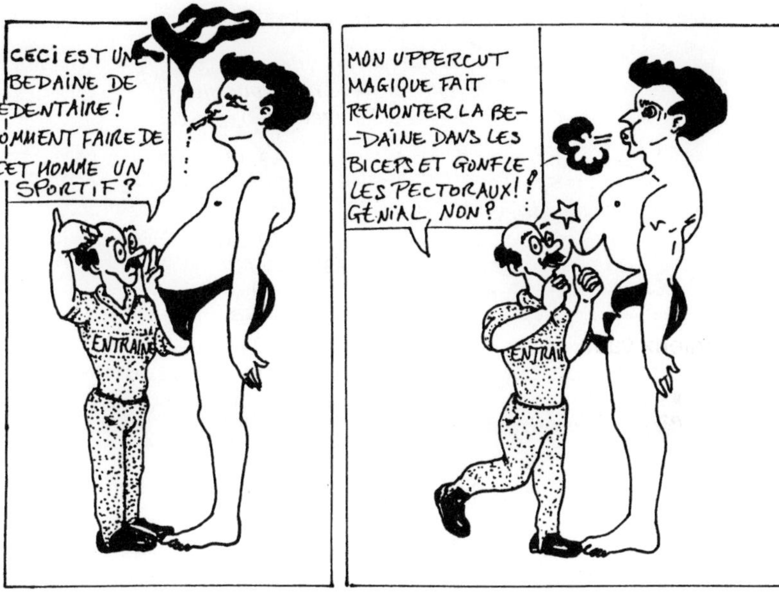
CECI EST UNE BEDAINE DE SÉDENTAIRE ! COMMENT FAIRE DE CET HOMME UN SPORTIF ?
MON UPPERCUT MAGIQUE FAIT REMONTER LA BE-DAINE DANS LES BICEPS ET GONFLE LES PECTORAUX ! GÉNIAL, NON ?

binaison de phosphore et d'oxygène, plus solide que le béton armé, se fixe moins bien. Il est alors recommandé de manger des produits laitiers pratiquement à chaque repas, même en cas de régime hypocalorique (les prendre alors sous forme écrémée).

Par contre, sont conseillés : l'exercice modéré (marche ou petite foulée accompagnée de quelques sautillements), le vélo, le golf, le yoga raisonnable. Une pratique gymnique à base d'entretien articulaire et d'assouplissements, complétée parfois d'un traitement hormonal substitutif pour les dames, aide à le fixer.

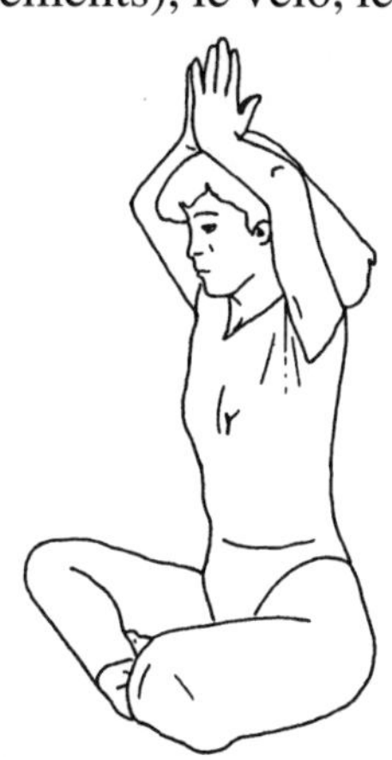

Le yoga sans brutalité ni contorsions excessives est conseillé.

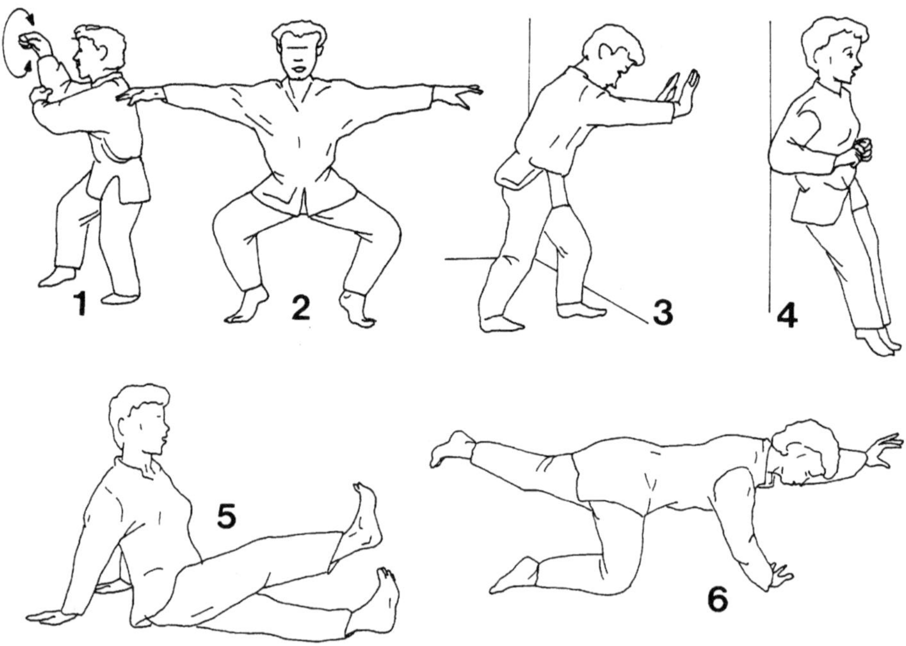

Contribution gymnique à la prévention de l'ostéoporose.

Ces exercices pour troisième âge tonique sont à reprendre au mieux deux fois par jour. Si vous le pouvez, mettez-vous aux chevilles et aux avant-bras des charges additionnelles très légères, sous la forme de bracelets tenus par velcro (100 g). Répétez chaque mouvement cinq à dix fois.

1 : en sautillant sur place, les poignets tournent l'un au-dessus de l'autre.
2 : en même temps que vous levez les bras latéralement à l'horizontale, montez sur les talons en pliant un petit peu les genoux.
3 : une jambe en avant, puis ensuite l'autre, dos droit corrigé, tentez de « pousser » le mur.
4 : coudes en appui contre un mur, repoussez-les en arrière en montant sur la pointe des pieds sans creuser les reins.
5 : ainsi, levez une jambe tendue, orteils relevés, sur 30 cm de hauteur. Changez de jambe.
6 : sans creuser les reins ni le cou, levez jambe et bras opposés, en restant en dessous de l'horizontale.
Pour les exercices 2, 3, 4, 5 et 6, soufflez en même temps.

La lotion miracle de nos grands-pères : à tous propos on avale des anti-inflammatoires, revenons donc à des solutions plus simples. Cette préparation pharmaceutique est à appliquer en frictions ou en enveloppements durant trente minutes (velpeau, bandage imbibé), en cas de douleurs chroniques, jambes lourdes ou gênes circulatoires mineures. Gargarismes interdits. Ne pas appliquer sur lésions de la peau, blessures, allergie cutanée à l'alcool et autres contre-indications médicales.

Formule : 1,5 g de menthol + 4 g d'hydrate de chloral + 200 g (q.s.p.) alcoolate de lavande.

S. O. S. truc :
Pensez aussi à la ouate « Thermogène » qui se glisse partout sous le vêtement et tient chaud très longtemps, notamment par temps froid.

3. Soignez et ménagez votre dos

« Etre un spécialiste du dos, comme dans bien d'autres domaines, c'est d'abord savoir qu'on ne sait rien. »

a) La hernie discale

J'ai amplement traité ce sujet dans *Mon dos... une histoire d'amour!* (même éditeur). Mais on ne peut ouvrir un paragraphe sur les douleurs chroniques sans évoquer la trop fameuse hernie discale, à n'opérer qu'en cas d'urgence.

Sait-on bien que 80 % d'entre elles se désagrègent toutes seules et tombent en poussière au bout d'un à deux ans ? D'ailleurs, rien ne prouve qu'elles soient si souvent la cause de nos douleurs rachidiennes. En effet, des études ont démontré que beaucoup d'entre nous avions ce type d'anomalie, en quelque étage de notre colonne, aux alentours de la quarantaine. Nous n'en souffrons pourtant pas systématiquement. De plus, en vieillissant les noyaux des disques intervertébraux ont tendance à se décomposer et ne peuvent donc plus véritablement faire hernie.

Alors, d'un avis consensuel, il semble que la découverte radiologique de protrusions discales chez bon nombre de rachialgiques n'ait aucun lien de cause à effet. Il n'est pas sain de cultiver le mythe du bistouri salvateur, d'autant que les séquelles opératoires à type de fibrose, grippant la racine nerveuse, ne sont pas rares.

b) La vertèbre déplacée

Il reste également essentiel d'évoquer le mythe de la vertèbre déplacée. La plupart des désordres intervertébraux que nous rencontrons sont des problèmes en relation avec le muscle et le tissu conjonctif fibreux (tissu fascial), qu'il est inutile, voire dangereux, de manipuler en force. Les manipulations, cervicales notamment, devraient être proscrites, une palette de traitements sans danger pouvant les remplacer avantageusement.

L'artère vertébrale est étroitement dépendante des cervicales. Elle entre dans le canal transversaire, en général au niveau de la sixième cervicale, mais parfois plus bas ou plus haut, ce qui modifie considérablement la souplesse de l'ensemble. Alors, une manœuvre mal conduite peut entraîner un spasme, une thrombose ou une lésion de l'artère, suivie de vertiges, majoration durable des douleurs ou syncope. Est-ce bien raisonnable ?

« Racine nerveuse irritée, contracture musculaire, oui... Mais vertèbre déplacée, non ! »

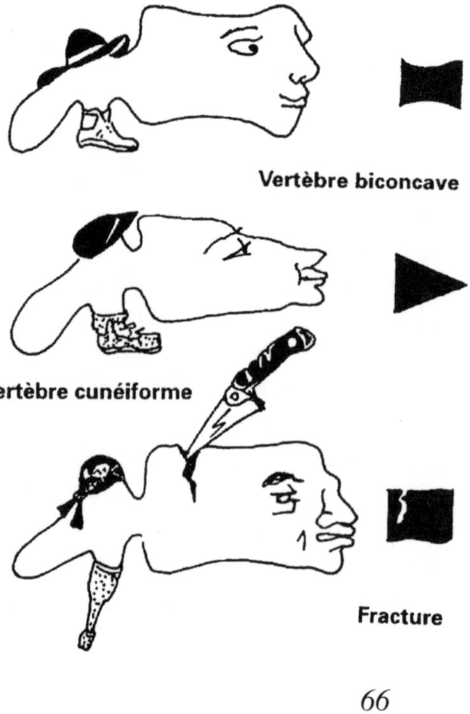

Il est évident que si vous avez ce genre de problème, vous êtes *a priori* plus fragile qu'un autre, c'est votre petite faiblesse.

Vous devez ménager votre dos dans les activités de votre vie quotidienne, selon les modalités décrites en fin d'ouvrage.

c) Comment prendre soin de votre dos

Traiter le dos ne sert à rien non plus, s'il n'est qu'un symptôme de la difficulté de vivre, une somatisation, ou bien si les douleurs sont la conséquence d'un mauvais dosage médicamenteux.

Il faut également prendre en compte le **surmenage** et le **manque de sommeil.** En effet, un chronique sur quatre, polyalgique, est fatigué. La bonne qualité du sommeil contribue grandement, entre autres vertus, à la cicatrisation des tissus. Ne pas se reposer suffisamment va diminuer performances et capacités à récupérer. Cependant, l'alitement systématique à la moindre crise n'est pas une bonne méthode. A la longue, les douleurs ne passent plus, on perd en mobilité et la qualité de vie s'en ressent.

Sur de nombreux tableaux de désordres intervertébraux mineurs, on décèle au toucher des *lésions tensives* (terminologie empruntée à la thérapie *normotensive*). Ce sont des cordelettes dures, de quelques millimètres de long sur un à deux de large, qui roulent spontanément sous le doigt. Les préadolescents en ont aussi. Si on les laisse s'installer, elles peuvent précipiter une quelconque déformation. Pour vous soulager, essayez de les faire claquer d'un coup sec contre le relief osseux le plus proche. Répétez ce geste une à deux fois de suite.

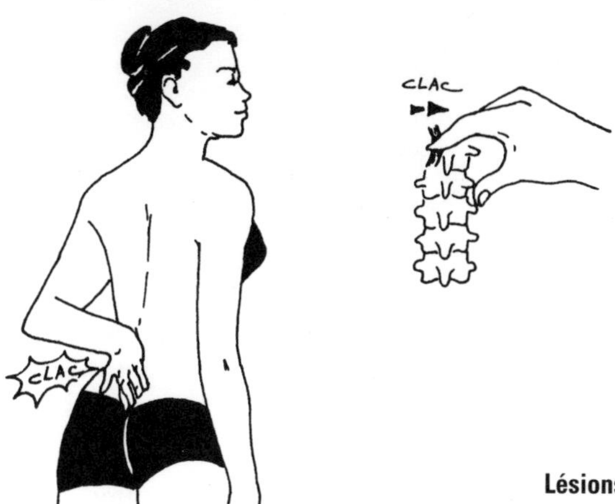

Lésions tensives.

Cherchez à les repérer là où vous souffrez et essayez de les faire claquer d'un coup sec.

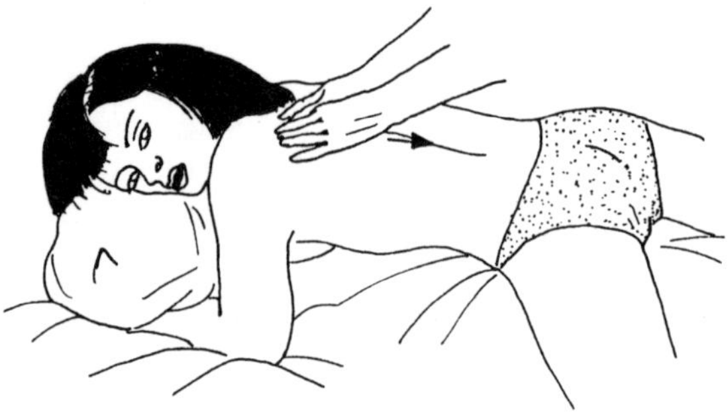

Cette manœuvre de massage détend énormément le dos.

1 : faites glisser la pulpe de vos doigts joints et tendus, depuis l'occiput jusqu'au sacrum, lentement, et en appuyant assez fortement, une main de chaque côté de la colonne.

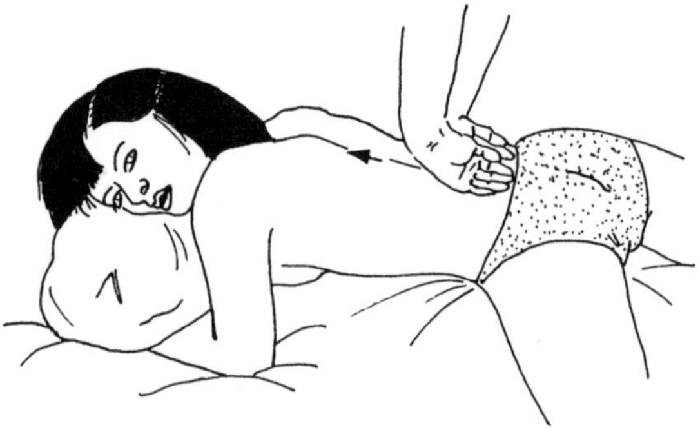

2 : remontez plus lentement et en effleurements, avec la partie onglée des doigts. Ça donne des frissons d'aise !

S. O. S. trucs :
– Debout contre un mur, massez-vous tout seul avec une balle de tennis glissée dans votre dos, contre la zone douloureuse.
– Bailler étire la colonne vertébrale.

Attention aux soins de toilette. Les baignoires sont profondes et vous obligent à vous courber : en phase algique, ça tiraille.

Dans certains coins de nos campagnes, on traite ses maux vertébraux par cataplasmes de pommes de terres cuites écrasées, mises entre deux gazes et gardées en place vingt minutes. En général, c'est la **chaleur** qui soulage (soleil, infrarouges, sèche-cheveux, jacuzzis, sauna, cataplasmes d'argile, bains de sable chaud…).

On est plus sensible aux basses pressions atmosphériques, qu'à la couleur du ciel ou à la température extérieure. Consultez donc de préférence le baromètre plutôt que le thermomètre !

Méfiance aussi par grand froid, si votre kiné vous a bien chauffé le dos ; en sortant, vous risquez de rattraper brutalement vos contractures par effet thermique rebond. Prenez vos précautions et couvrez-vous bien.

En dehors des crises douloureuses, la bicyclette est une amie de la colonne vertébrale. Afin de ménager votre région cervico-dorsale, reposez souvent vos coudes sur le guidon. En randonnée, la position redressée fatigue ; il faut donc alterner, en empruntant aussi la position penchée en avant.

Recommandées également : marche rapide (avec des chaussures à coussin amortisseur de chocs) et gymnastique d'entretien raisonnable.

S. O. S. truc :
En période douloureuse, évitez de prendre ou de perdre trop vite du poids. Quand on maigrit, on perd autant de maigre que de gras, donc du muscle.

d) Natation, aquagym et cures thermales

Il est banal de citer encore et toujours la natation comme traitement de fond des problèmes rachidiens, c'est pourtant abusif. L'eau n'est pas un médicament, sauf si on la met dans un verre, avec… deux aspirines !

En flottant, notre corps se fait d'autres repères, le geste est limité, accompagné. Du fait que nous sommes en décharge, soulagés de la pesanteur, H_2O ne semble pas bonifier notre masse osseuse, mais entretient quand même favorablement amplitudes articulaires et musculature (à part les abdominaux, qu'elle oublie un peu). La piscine doit être bien chauffée. Un conseil, allez-y après bébé nageur et faites de l'aquagym (voir planche page suivante).

Cent six **stations thermales** en France, sept cent mille curistes par an : une bonne solution d'entretien si l'on est prêt à y aller trois années de suite (n'en attendez cependant pas de miracle, sauf à Lourdes). Une seule cure ne suffit pas.

Nota : ne pas confondre la crénothérapie avec la thalassothérapie ; cette dernière utilise les vertus de l'eau de mer.

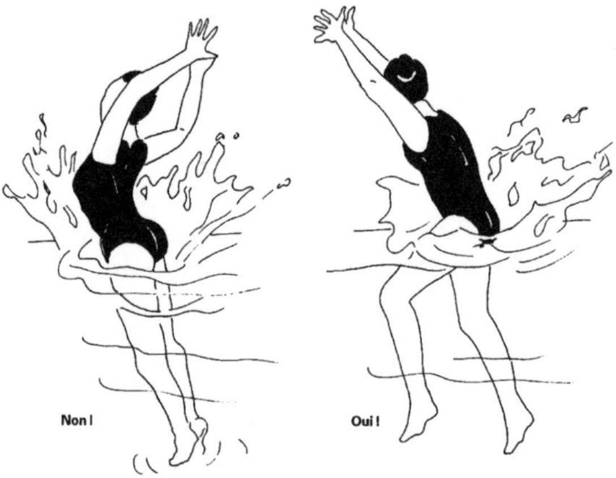

Ces exercices, souvent proposés en aquagym, peuvent agresser un dos fragile s'ils sont mal réalisés :

Les sauts dans l'eau.

– *Gauche :* non, les sauts en extension tirent sur les reins.
– *Droite :* oui, pour ne pas cambrer, il est préférable de sauter en fente avant, les bras tendus devant.

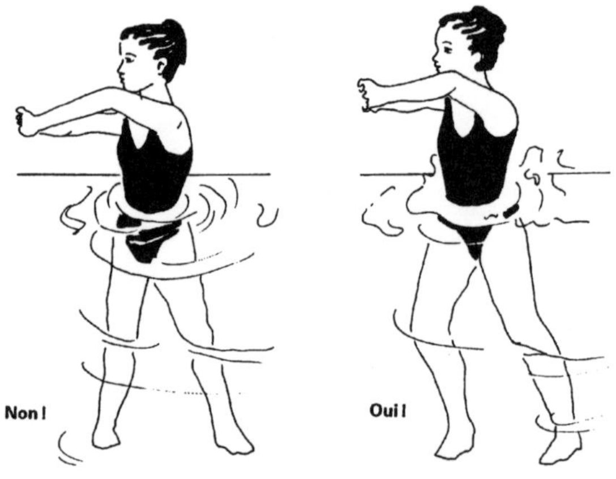

Mouvements en torsion du tronc.

– *Gauche :* non, ça tire dans les reins.
– *Droite :* oui, pivotez sur les jambes.

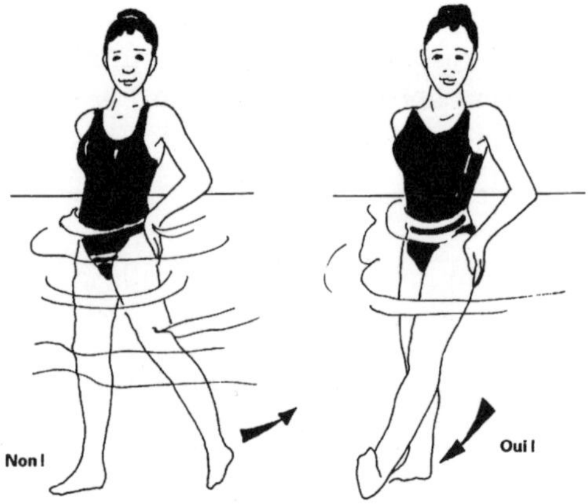

Lancer une jambe latéralement.

– *Gauche :* non, faites comme sur la figure de droite.
– *Droite :* lancez la jambe un peu en avant et sur le côté.

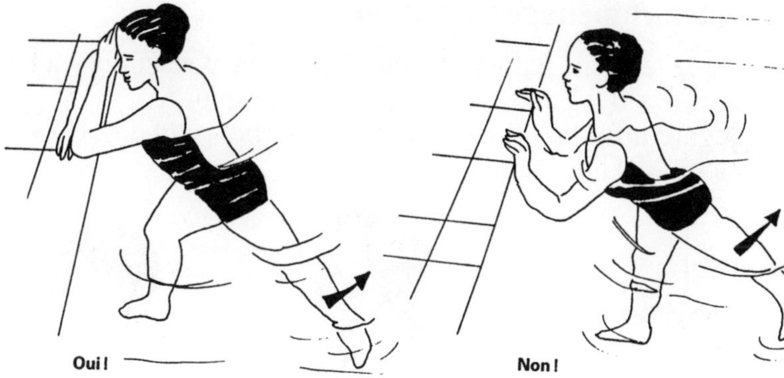

Lancer une jambe en arrière.
– *Droite :* non, vous cambrez.
– *Gauche :* oui, en vous accoudant et en pliant un peu la jambe avant, la posture se corrige.

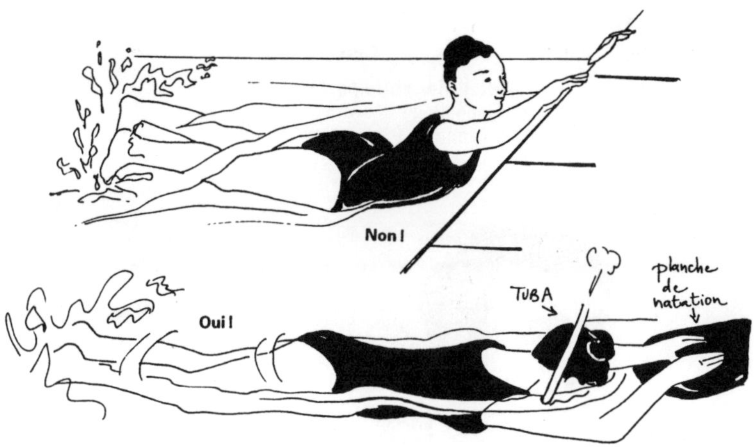

Battements des jambes en arrière.
– *Haut :* le cou et les reins sont agressés, trop creusés.
– *Bas :* en position plus allongée dans l'eau, avec un tuba pour respirer, le dos est corrigé.

Les jets sous-marins sont bienfaisants, ainsi que les massages sous rampes d'eau en pluie. Les puissants jets directs pratiqués à la lance à eau sont un peu agressifs. En essayant d'esquiver brusquement, le sujet fragile risque de faire un faux mouvement.

4. Soignez et ménagez votre cou

Lorsque les gens parlent de leur dos, ils ne pensent pas à leur cou, comme s'il n'en faisait pas partie. Pourquoi ?

Le regard influence directement les courbures du dos. C'est la « vigie » du mât !

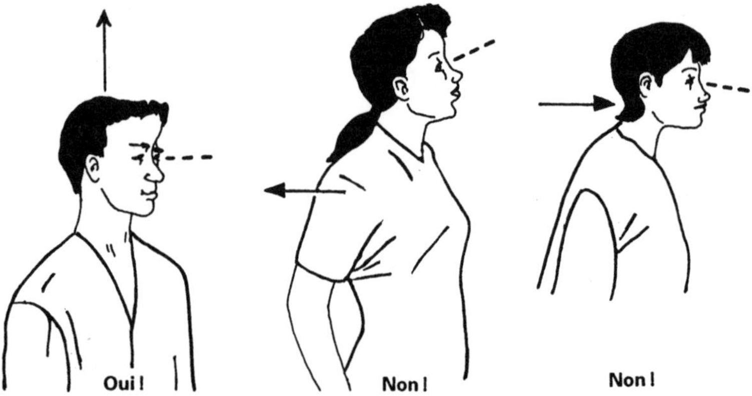

Surveillez votre port de tête.

– *Gauche :* regard horizontal, dos bien droit.
– *Milieu :* épaules trop en arrière, cambrure lombaire exagérée.
– *Droite :* le cou plonge en avant. C'est l'attitude de gens myopes, ou fatigués, ou complexés.

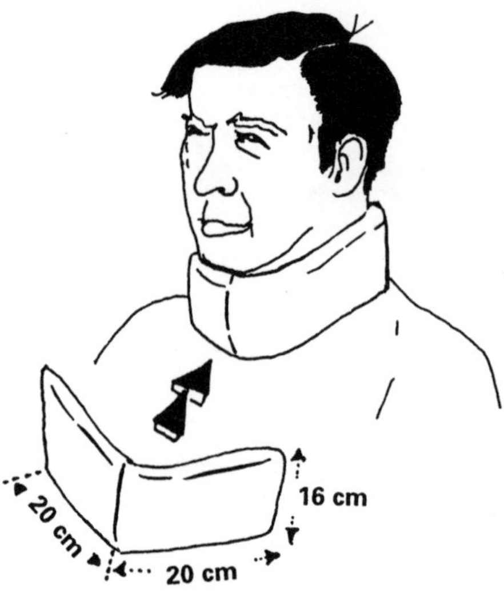

Vous avez mal, et tout mouvement vous aggrave ? Alors confectionnez-vous une minerve avec un bout de carton rembourré de mousse, ou du plastique souple d'emballage. Pour autant, ne vous avachissez pas, grandissez-vous en poussant votre crâne vers le haut, menton un peu rentré. A porter pendant la journée, jusqu'à soulagement.

Dormez avec ce tour de cou, serviette éponge roulée dans un vieux bas (ou un bout de jersey tubulaire que votre kiné vous aura offert). C'est hyper-confortable et parfois suffisant pour stopper un torticolis. Il n'est pas interdit de le garder une partie de la journée.

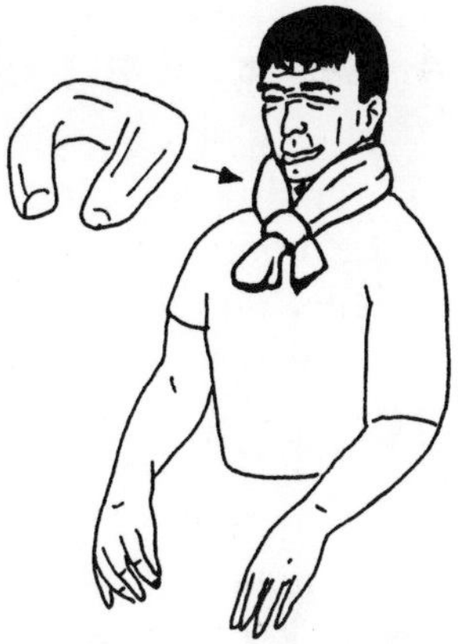

« Si vous vous protégez la nuit, c'est déjà six à huit heures de gagnées sur l'usure ! »

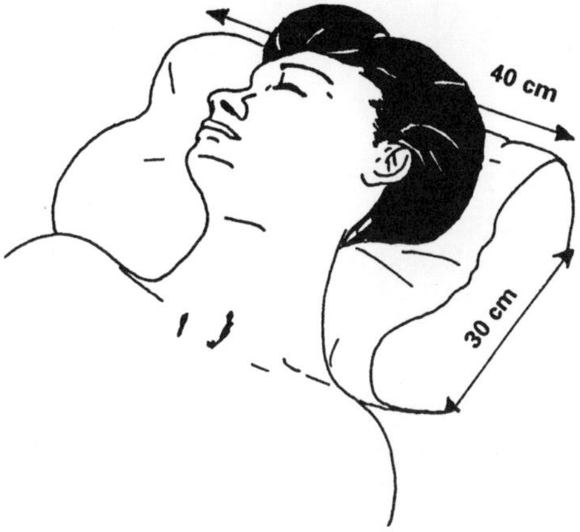

Le coussin anatomique est intéressant. Le problème est qu'en dormant nous bougeons, aussi reste-t-il difficilement en place. Parfois, au bout de trois mois se sont de vraies galettes, complètement écrasées. Faites des économies en achetant un bout de mousse dense sur le marché, que vous découperez au couteau électrique, aux mesures de la figure ci-contre.

Se muscler le cou ? On croit dur comme fer se muscler la nuque en faisant de grands mouvements de tête. On se « débloque allégrement les vertèbres » en les faisant craquer. Non ! A ce petit jeu, on risque tout simplement de s'aggraver.

Les meilleurs exercices se pratiquent sans bouger la tête, en isométrique, ou par l'intermédiaire des bras (les pompes sont un excellent exemple d'entretien global). Le professeur de full-contact sait dire à ses élèves : « Ne forcez pas avec le cou. Pivotez sur vos pieds, gardez le dos droit ! » Quand on a mal au dos, on ne s'amuse pas à jouer les contorsionnistes !

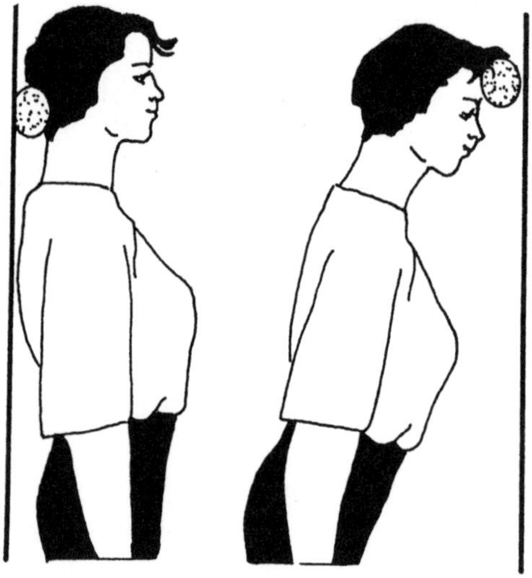

Exercice :
– *Gauche :* debout, écrasez une balle en mousse contre un mur avec votre nuque, dos droit corrigé. Montez sur la pointe des pieds.
– *Droite :* ensuite écrasez-la avec le front, nuque droite.

– QUESTION : Mon médecin m'a conseillé de porter une charge sur la tête pour me muscler ?
– RÉPONSE : Regardez les Africaines qui portent à longueur de journée de cette manière, sont-elles bien musclées ? Non, par contre c'est un excellent exercice de maintien. Hélas ! dans les pays du tiers monde ont-ils une autre façon de transporter des charges très lourdes sur de longues distances ?

La musculature rachidienne, puissamment renforcée en fibres toniques, ne fatigue pas aussi vite que les muscles des bras ou des jambes.

S. O. S. truc :
Attention lorsque vous levez les bras en l'air, à partir d'une certaine hauteur ça tire dans le cou (certaines épaules douloureuses ne sont que la sonnette d'alarme d'un rachis cervical en crise). Donc, même lorsque vous nagez en croyant de bonne foi vous faire du bien, évitez les grands moulinets des bras et les positions du cou très en arrière.

Certaines cervicalgies s'accompagnent de douleurs dans la mâchoire, au niveau des tempes également, de vertiges.

Si vous avez mal au cou, évitez de porter lourd, un sac à dos trop pesant, ainsi que tous les travaux qui obligent à une élévation prolongée du bras (par exemple : faire les vitres ou astiquer les parquets).

Un soutien-gorge trop serré peut, à lui seul, comprimer exagérément les muscles trapèzes supérieurs, marquant la peau et participant à l'entretien d'un fond de gêne douloureux.

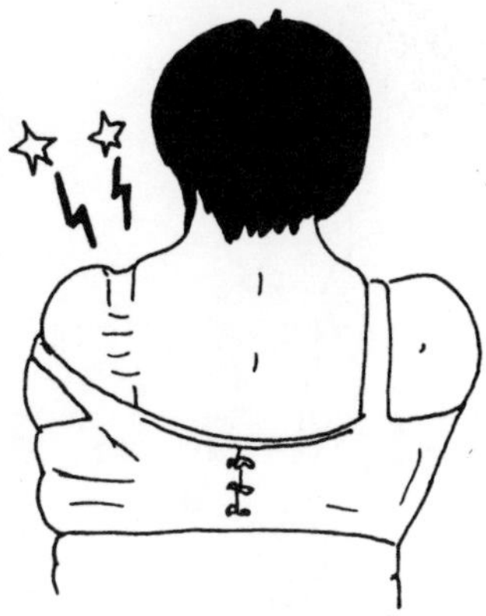

Assis, couché, débrouillez-vous pour que les gens qui vous parlent se placent bien en face, afin de ne pas être obligé de tourner trop la tête.

Attention aux portes du métro, redoutables lorsqu'elles tirent sur vos trapèzes.

Si vous avez un gros chien, veillez à ce qu'il ne vous démantibule pas l'épaule lorsque vous le promenez en laisse.

Une affection virale peut raidir le cou.

Parfois, des épisodes d'engourdissement, des fourmillements dans le membre supérieur, s'ils ne signent pas un pincement discal peuvent faire suspecter – surtout chez la femme après 30 ans – un syndrome de la traversée thoraco-brachiale. Dès la fin de l'adolescence la clavicule s'horizontalise et, à partir de 25 ans, le dos prend un « coup de vieux ». Au fil des ans, la perte de trophicité du muscle trapèze supérieur s'accompagne d'une fermeture de « la pince », formée par la clavicule en avant et la première côte en arrière.

Votre médecin a fait ce diagnostic ? Alors dormez avec mon « tour de cou ». Si, dans la journée, vous portez déjà un collier, une minerve, vérifiez qu'il n'est pas à l'origine du problème. A la longue, il peut en effet à lui seul exercer une compression des muscles scalènes. S'il en est ainsi, le test est simple : en accord avec votre docteur, portez-le moins souvent, les signes de compression doivent aussitôt régresser.

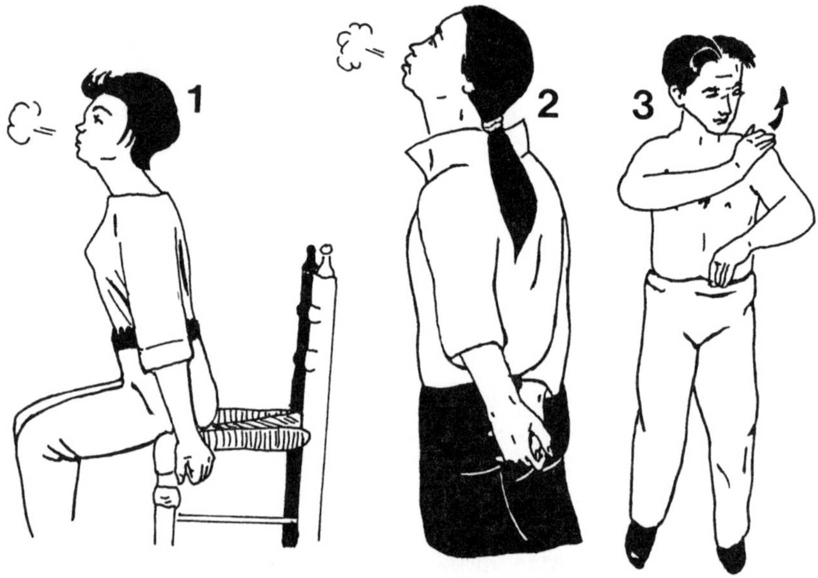

Ces exercices pour le syndrome de la traversée thoraco-brachiale visent à abaisser l'épaule et à décomprimer sous-clavière et racines nerveuses concernées (C8-D1). La respiration est abdomino-diaphragmatique : inspirez en gonflant le ventre, et soufflez en le rentrant.

1 : assis, attrapez l'assise et grandissez-vous, en jouant les « têtes de proue » des navires.
2 : debout, abaissez vos épaules en soufflant. Grandissez-vous, les mains glissées sous les fesses.
3 : debout, poussez ainsi sur votre épaule, en soufflant et en réalisant un autograndissement. A répéter dix fois de suite, trois fois par jour.

5. Soignez et ménagez votre région dorsale

Certains confrères l'appellent « la poubelle de l'organisme », c'est dire combien ce carrefour réflexogène peut être un déversoir à maux, d'origines diverses. Ici, une douleur peut véritablement couper le souffle. Fréquemment, il ne s'agit pas d'une dorsalgie vraie, mais d'un problème cervical irradiant vers le bas ou d'une lombalgie remontante.

Mesdames, si vous avez une poitrine très volumineuse, il se peut qu'un jour votre dos n'en puisse plus de la soutenir ; il faudra peut-être la réduire en opérant.

Le dorsalgo peut être un signe d'accompagnement du zona, d'une embolie pulmonaire ou bien d'un problème cardiaque.

En cas de douleur mécanique vertébrale irradiant en avant jusqu'au sternum, appuyez ainsi une main du côté qui fait mal, et faites cinq à six torsions du tronc du même côté, en soufflant.
A répéter.

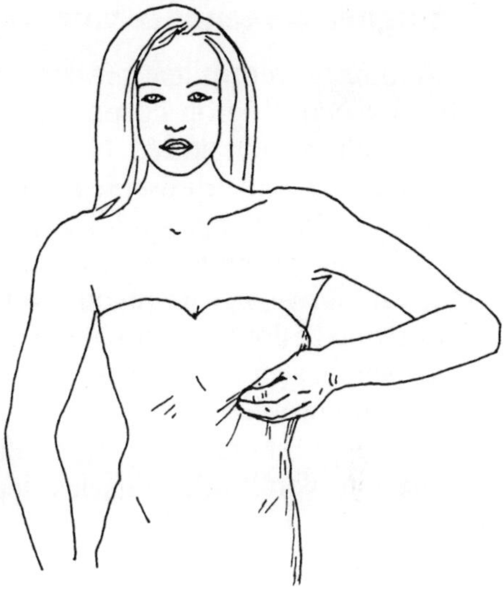

Si la respiration et l'expectoration sont gênées, il est parfois utile, dans la journée, de se ceindre les côtes avec une bande souple de contention élastique.

Les secousses dues aux éternuements, à la toux ou lors de crachements suffisent à réveiller une douleur dorsale. Ils provoquent des à-coups hypertensifs dans le liquide céphalo-rachidien.

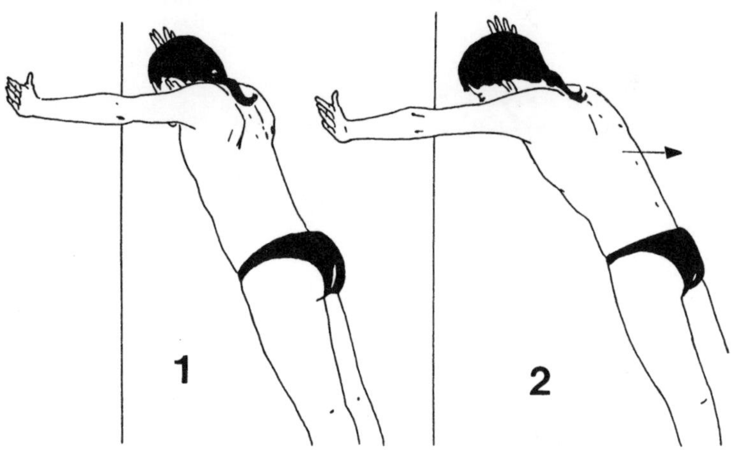

Exercice de contrôle et de placement des omoplates.

1 : debout, en appui contre un mur et sur la pointe des pieds, fesses serrées, dos droit corrigé, faites ressortir en inspirant et rentrer alternativement les omoplates. Gardez les coudes tendus.
2 : faites ensuite des pompes contre le mur, dos droit corrigé.

6. Soignez et ménagez votre région lombaire

Malgré la multiplication des «écoles du dos», la lombalgie affectant cette région corporelle appelée à tort «les reins» ne s'est jamais si bien portée. Les élèves n'ont pas compris la leçon. En entreprise, elle représente l'une des causes majeures d'arrêt de travail. Les handicaps s'additionnant, quelquefois mal soigné, le lombalgique chronique peut voir au fil des ans ses muscles extenseurs rachidiens perdre jusqu'à 40 % de leur tonus.

Lorsque la douleur est soulagée couché ou par le mouvement de se pencher en avant puis de se redresser, c'est qu'on souffre plutôt d'un problème d'articulaires postérieures. Si on fait la grimace lorsqu'on creuse le dos, cela vient préférentiellement du disque intervertébral. Mais les deux phénomènes sont souvent liés.

– QUESTION : Je n'ai mal qu'à la hanche et mon médecin me dit que ça vient du dos ?
– RÉPONSE : Il n'y a pas de souffrance lombaire sans atteinte des fléchisseurs de hanche (ilio-jambiers). Cela peut même diffuser aux fessiers et entraîner une boiterie. De même, une souffrance de la cheville ou du genou peut décompenser un dos en lombalgie majeure, par un jeu de chaînes musculaires.

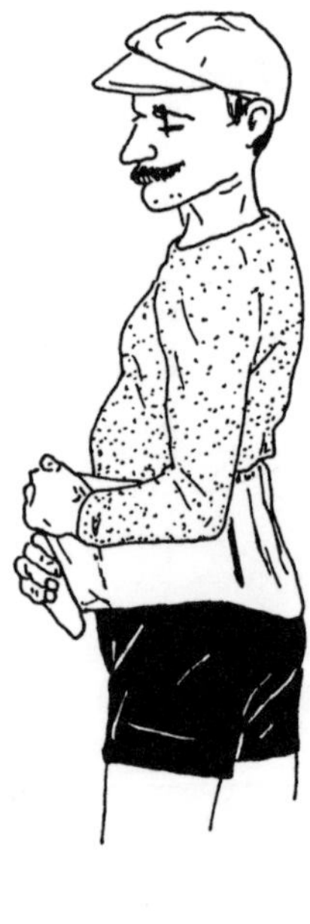

Apprenez à porter correctement votre ceinture de contention lombaire.

En arrière, sa base est le départ du sillon interfessier. Rentrez un peu le ventre et croisez devant les languettes, en oblique, au-dessus du pubis. Serrez d'abord la sangle du bas, puis celle du haut.
Rappelez-vous : nos parents adoptaient déjà la ceinture du docteur Poussard.

Il est recommandé aux détenteurs de ceinture de la porter aussi à titre préventif, en cas d'activités à risques, comme les longs trajets en voiture ou le jardinage, etc.

Lorsqu'on porte un corset correcteur de la colonne vertébrale, il faut éviter d'absorber tout ce qui fait gonfler : boissons gazeuses et féculents, mais aussi de maigrir ou de grossir trop vite.

S. O. S. truc :
Au sortir d'une contention, ne soyez pas tout feu tout flamme ! Le risque ne vient pas tant de la fonte musculaire, que d'un mauvais contrôle postural. Vous risquez un « faux mouvement », qui peut vous faire replonger. Prudence.

– QUESTION : Sous corset, mes abdos ont fondu, c'est grave docteur ?
– RÉPONSE : Absolument pas ! Il est vrai qu'ils peuvent perdre jusqu'à 30 % de leur tonus au fil des semaines, mais la plupart du temps tout rentrera dans l'ordre après, en quelques jours, sans effort particulier (par chance, les muscles érecteurs du dos, eux, gardent souvent un tonus correct).

Rentrer le ventre, le durcir, aussi souvent que possible suffit à les stimuler. Tousser également y contribue.

Beaucoup d'obèses ont, contrairement à l'apparence, un bon tonus antérieur, ce qui signifie que ces muscles plats sont suffisamment fermes, mais très allongés. Surprise : une foule d'adeptes de gymnastique globale ont, par contre, une réelle faiblesse de cette sangle. Ils la travaillent mal.

Il existe quantité d'exercices, mais bon nombre d'entre eux surmènent le dos. Le plus connu consiste à relever le tronc, pieds tenus, à partir de la position couchée. Voici quelques exemples sans risques :

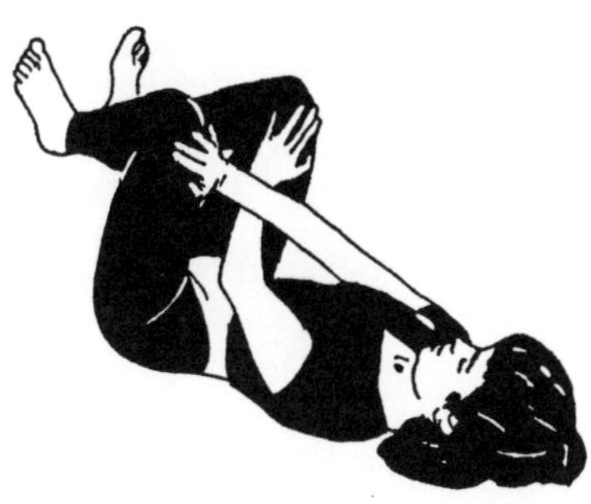

Les abdominaux doivent être travaillés en raccourcissement de leurs insertions.

Ici, il faut pousser sur vos cuisses (mains croisées) sans qu'elles ne bougent (travail des obliques de l'abdomen), et sans creuser les reins.

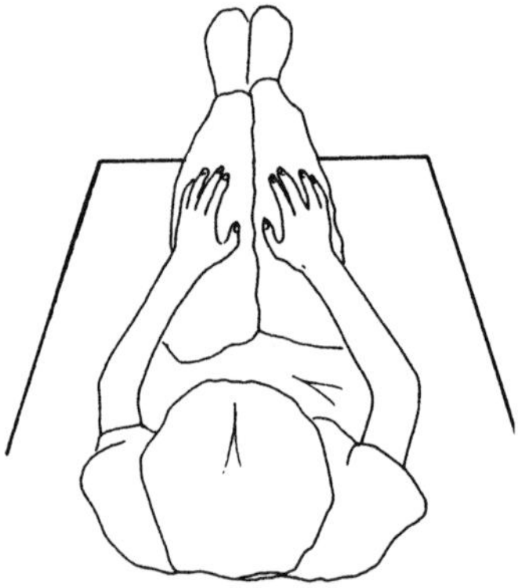

Maintenant, poussez sur vos cuisses (main droite/cuisse droite et main gauche/cuisse gauche) sans qu'elles ne bougent (travail des grands droits de l'abdomen).

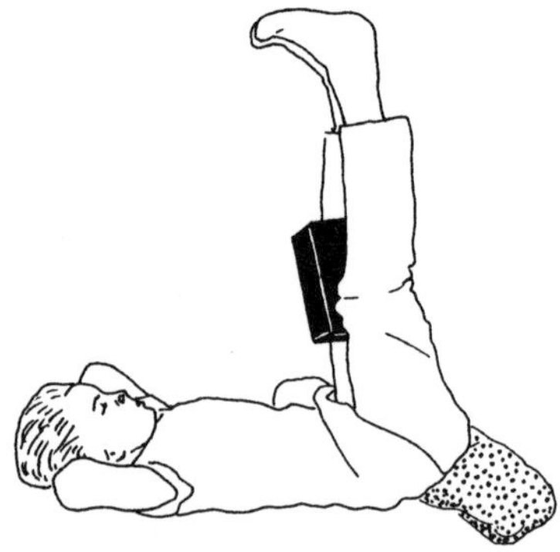

Mettez l'annuaire entre les genoux, ou un dictionnaire. Maintenez cinq secondes, vingt fois de suite. Faut-il augmenter ensuite la charge ? Non, répétez plutôt l'exercice.
Rappel : glissez toujours une cale sous vos fesses pour protéger vos reins.

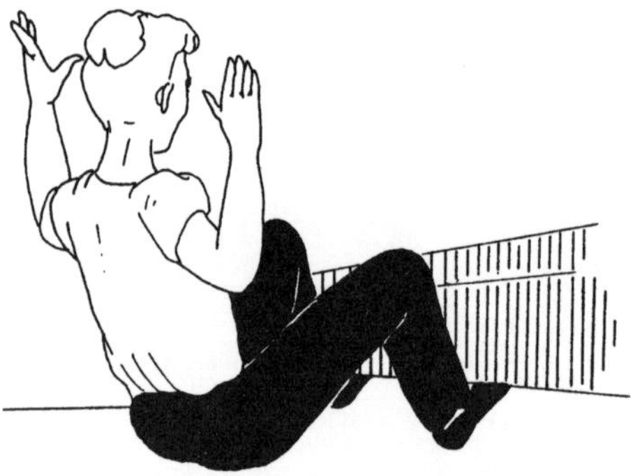

A partir de la position assise en isométrique, pieds glissés sous le lit, tenez sans bouger cinq secondes.

Par contre, évitez ces deux exercices :

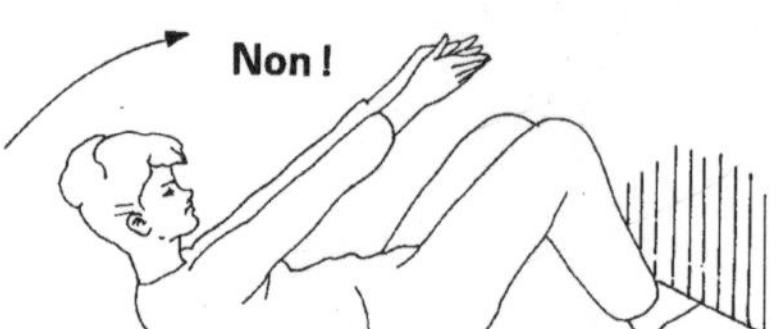

Non !
Cet exercice « tire » trop sur le dos.

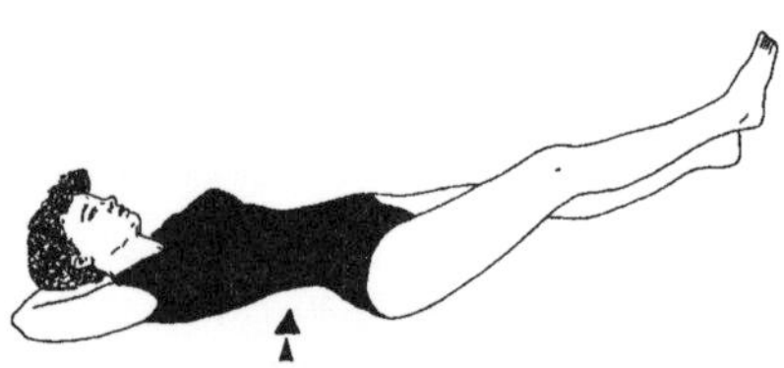

Non !
Ces petits ciseaux de jambes creusent les reins.

S. O. S. trucs :
En cas de douleurs, recherchez du bout des doigts, sur les sacro-iliaques et les épineuses, de petites cordelettes dures (lésions tensives) que vous ferez rouler d'un coup sec.

1 : ligne des épineuses.

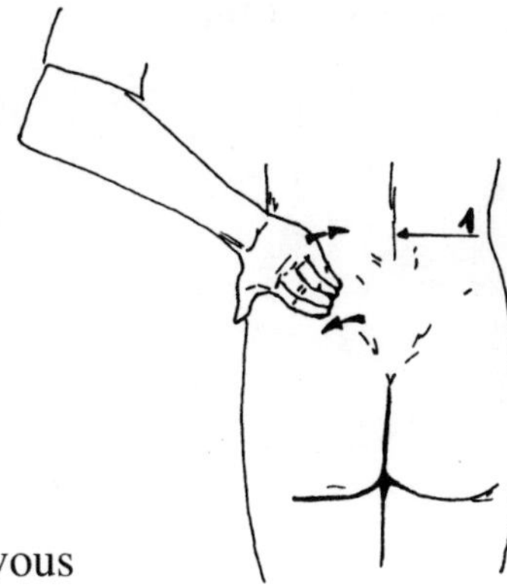

Ces quelques postures peuvent vous soulager immédiatement :

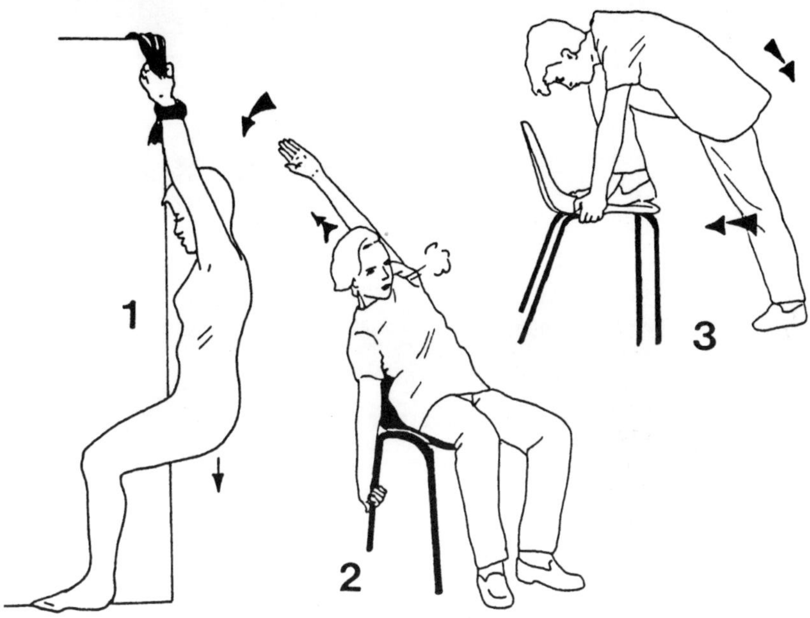

1 : étirez-vous n'importe où, à une porte par exemple. Attention : ne cambrez pas vos reins et n'excédez pas cinq secondes. Répétez cette posture deux à trois fois de suite, en tirant votre bassin vers le bas.
2 : étirez-vous le haut du dos avec un point d'ancrage : le pied de la chaise par exemple. D'un côté puis de l'autre, en soufflant.
3 : étirez-vous le bas du dos en vous aidant d'une chaise, par exemple. Baissez-vous un peu en fléchissant votre genou de la jambe en appui au sol.

Reins sensibles :

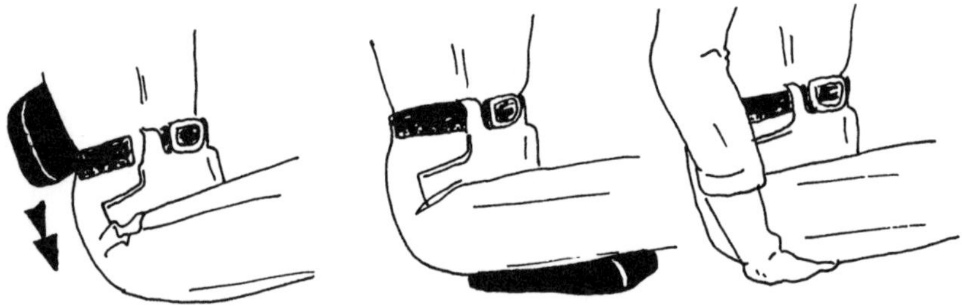

En voiture, glissez du côté qui fait mal une cale, un rembourrage quelconque (5 cm d'épaisseur environ), sous la fesse et la cuisse *(milieu)*. A la rigueur, soulagez de temps en temps, avec la main comme décrit *(droite)*. De plus, la cale lombaire doit se caler en haut des fesses, elle n'est pas bien placée lorsqu'elle creuse les reins, comme indiqué sur la figure *(gauche)*.

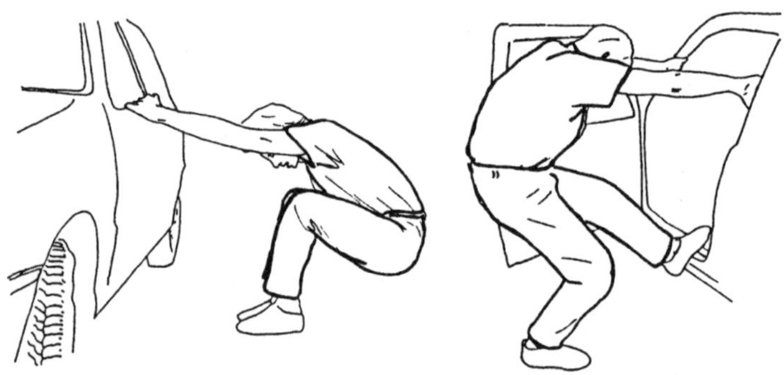

Reins sensibles ? Etirez-vous à votre portière ou à votre carrosserie de voiture en soufflant. Pas plus de cinq à six secondes à chaque fois, puis recommencez.

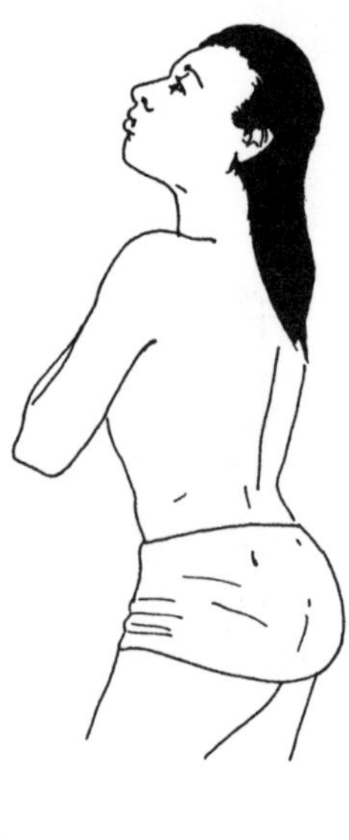

Si vous souffrez des sacro-iliaques (syndrome irritatif sensitif de trajet S1), avec peut-être une douleur bien localisée dans la fesse ou au niveau des fossettes sacrées, enserrez vos fesses au moyen d'une contention élastique. ←

→ Vous avez mal aux « reins » et désirez savoir si c'est à droite ou à gauche que « ça coince » ?
Alors, malaxez-vous les tendons d'Achille. Celui qui vous fait le plus mal vous renseignera sans risque d'erreur sur la racine pincée (test de l'auteur).

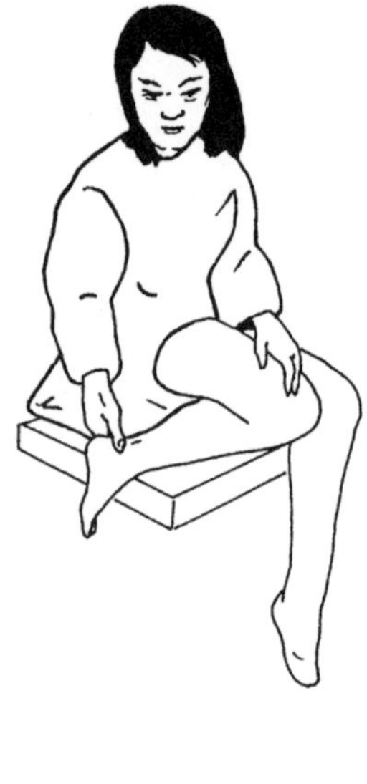

Une douleur irradiant derrière la cuisse puis la jambe, intéressant talon et cinquième orteil, signe un trajet S1 (étage vertébral situé entre la 5e lombaire et la 1re sacrée). Un trajet postéro-externe sur la jambe, allant en avant jusqu'au gros orteil, concerne le territoire L5 (étage L4/L5). Attention : une douleur du pied, par exemple, sans mal au dos, peut provenir d'un problème lombaire. Seul votre médecin est habilité à faire la différence avec une pseudo-tendinite de cheville, qu'il serait inutile de traiter alors localement.

Problèmes gynécologiques et calculs rénaux peuvent, à eux seuls, provoquer une lombalgie rebelle. En fait, toute perturbation viscérale peut s'exprimer ainsi.

7. Soignez et ménagez votre épaule et vos bras

Certaines douleurs d'épaule viennent d'ailleurs, elles sont dites *projetées.* A gauche, ce peut être un ennui au péritoine, ou cardiaque. A droite, au foie, à la plèvre ou à la vésicule. Parfois, il s'agit de tiraillements musculaires venant du dos (cervico-dorsaux) qui irradient. Pas facile de faire la part des choses.

Votre épaule est douloureuse, vos mouvements sont limités… évitez donc de porter des charges, de faire vos vitres, ou d'astiquer vos parquets. Confiez votre aspirateur à la première bonne volonté qui passe !

Attention : lors d'un effort, le bras non dominant (par exemple, le gauche chez un droitier) répond moins bien, moins vite. Surveillez-le s'il est blessé ou déficitaire.

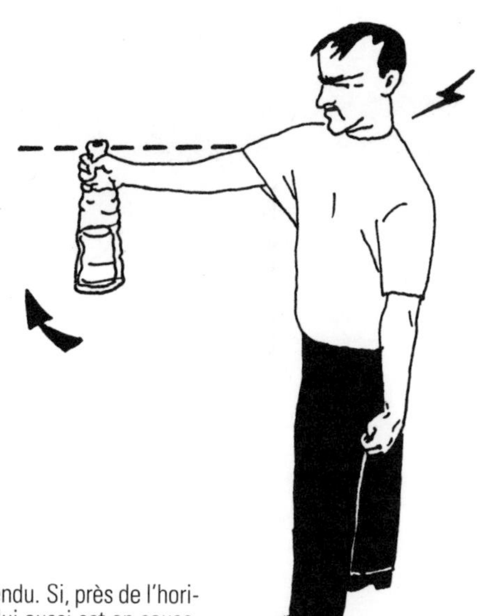

Test de la bouteille (à moitié pleine).

Levez la bouteille en avant de vous, coude tendu. Si, près de l'horizontale, ça fait aussi mal au cou, c'est que lui aussi est en cause.

Au quotidien, faites en sorte de ne pas compenser la gêne par une bascule prématurée de l'omoplate lorsque, hélas ! toute l'épaule remonte au moindre geste.

N'emmenez pas votre gros chien en promenade s'il tire sur sa laisse comme un molosse.

Les portes du métro – celles à rebond – sont redoutables.

Même le balancement des bras lors de longues marches ravive parfois le mal.

Essayez, en période de crise, lors de vos activités quotidiennes, de garder les coudes le plus souvent possible collés au corps.

Mal positionné, un geste simple comme celui de jeter un papier dans une poubelle peut réveiller la douleur.

S. O. S. truc :
Un signe infaillible : dès que vous pouvez de nouveau dormir sur votre mauvaise épaule, c'est que ça va nettement mieux !

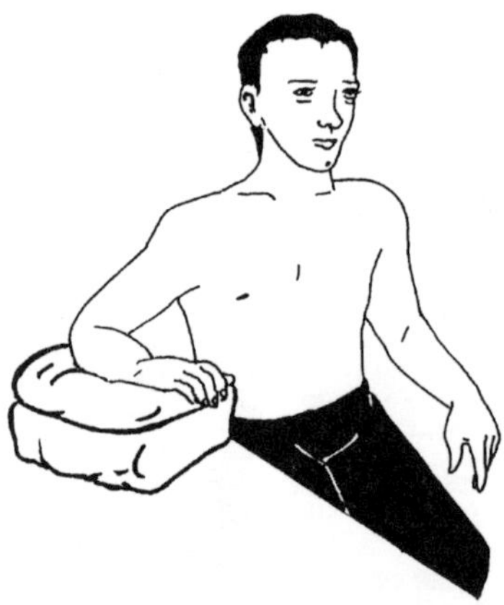

Mise au repos : coude écarté du corps, appuyé sur un coussin.
Couché : glissez un coussin sous le coude.

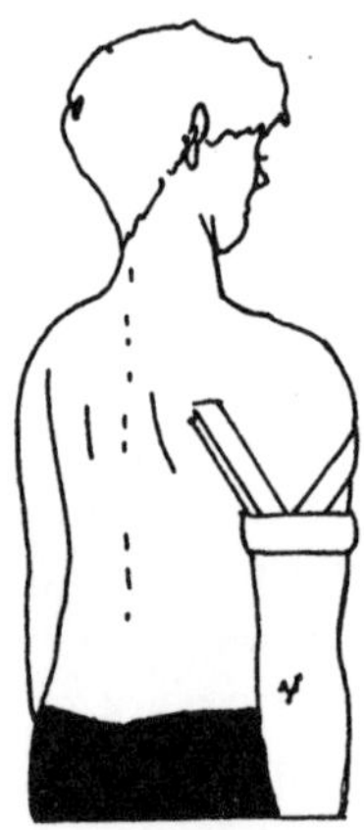

Trois bandes d'élastoplaste ainsi collées, tirant bien l'épaule vers le haut, peuvent parfois soulager.

a) L'épaule traumatique

Vous avez subi un choc direct. Vous avez lancé quelque chose et ressenti aussitôt après une vive douleur, sans gêne fonctionnelle véritable ? Tout de suite mettez-vous dans le bac à douche, frictionnez votre épaule au glaçon pendant deux minutes, puis massez au jet d'eau chaude, assez fort. Recommencez.

Mieux encore, si possible : faites un sauna, suivi d'une douche, en vous massant l'épaule au jet d'eau froide, assez fort. Recommencez plusieurs jours.

Depuis la chute, certains gestes sont douloureux voire impossibles ? Vous avez du mal à lever le bras ? Attention, ne forcez pas pour regagner vos amplitudes à tout prix. Sans doute votre articulation est-elle décentrée. Ne faites pas d'exercices avec des poids. Au décours d'activités sportives notamment, la tête humérale a tendance à remonter dans son logement, alors que pour fonctionner normalement il faut qu'elle soit en position basse. Il s'agit avant tout de « reprogrammer votre épaule ».

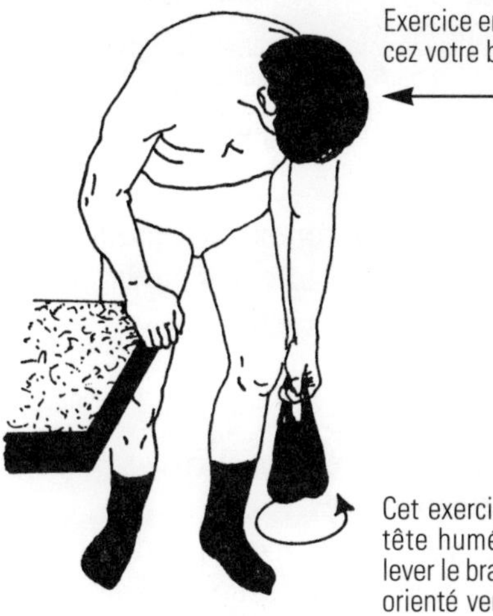

Exercice en pendulaire : un poids de un kilo à la main, balancez votre bras et laissez-le osciller tout seul.

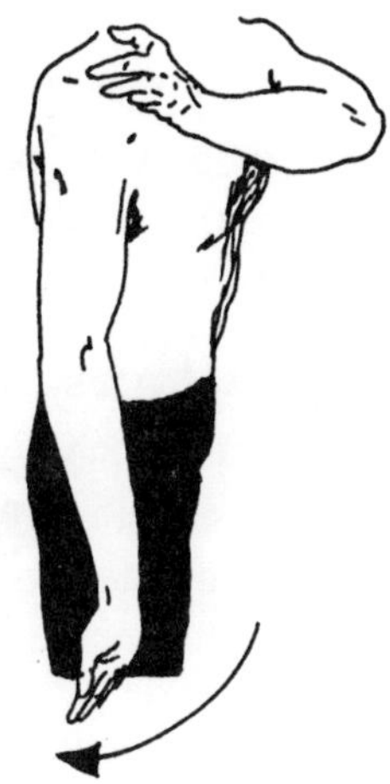

Cet exercice vise à recentrer la tête humérale, juste avant de lever le bras en abduction, pouce orienté vers l'extérieur, dans un mouvement vif, limité en amplitude et infra-douloureux. A pratiquer plusieurs fois par jour.

Nota : parfois, le médecin prescrit un appareillage orthopédique qui maintient le bras écarté du corps (en abduction), pour éviter la capsulite ou soutenir en cas de paralysie.

Pour entretenir la force de vos doigts, munissez-vous d'une balle en mousse que vous malaxerez sans relâche. Essayez également de contracter l'ensemble de vos muscles sous appareillage, de les durcir, en isométrique.

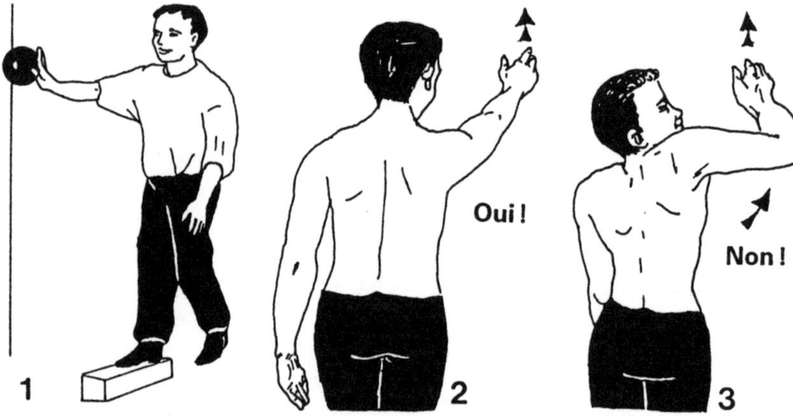

1 : reprogrammez ainsi votre épaule, en roulant un ballon contre un mur.
2 : le bras légèrement écarté du corps, remontez les doigts le long du mur. Le corps se met dans une position qui ne réveille pas la douleur.
3 : non ! C'est un geste à corriger en permanence, car toute l'épaule bascule d'un coup.

Ce que vous pouvez faire pour reprogrammer une épaule : des demi-pompes debout contre un mur, sur la pointe des pieds, mains à la hauteur des épaules, sans réveiller la douleur.

b) Quelques « trucs » pour vos bras

A la différence des jambes bien soudées au corps, vos bras sont suspendus par quelques ficelles fragiles.

Donc, attention à tous les gestes exécutés en dehors du champ de vision, quand l'œil ne contrôle plus. Attention également aux poignées de main trop franches, aux bons amis qui vous attirent énergiquement et sans prévenir.

8. Soignez et ménagez votre coude

Attention aux efforts lorsqu'il est écarté du corps, comme porter une cocotte minute, ainsi qu'à certains exercices comme le cyclorameur. Sinon, mêmes conseils de prudence que pour l'épaule.

Un bout de bande adhésive, serrée (pas trop) et posée en circulaire, à l'endroit qui fait mal, peut contribuer à soulager une tendinite de coude.

Si votre coude est bloqué, ne vous suspendez pas à un espalier ou à une porte, ne portez pas une charge lourde parce que vous vous imaginez que «ça va le retendre». Vous obtiendrez l'effet inverse.

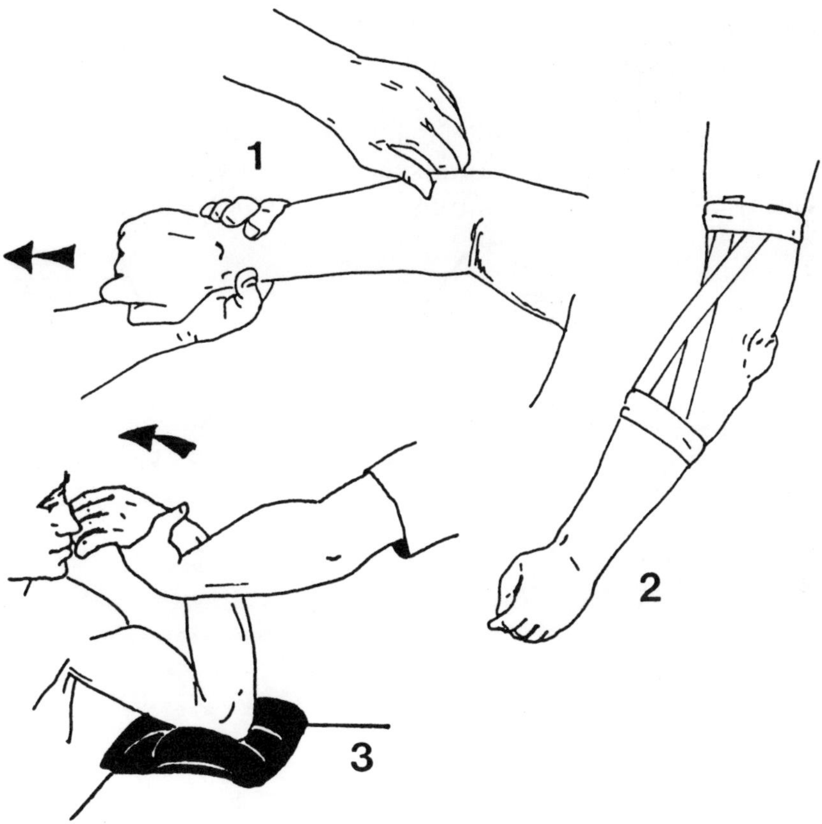

1 : si vous souffrez à un endroit précis et de façon chronique, demandez à votre conjoint de tracter en douceur votre bras dans l'axe, alors que l'un de ses pouces vient masser doucement, pendant deux minutes, le point douloureux. Aussitôt après, prenez un glaçon et frottez la zone énergiquement, durant le même temps.

2 : s'il fait mal dans tous les mouvements, deux longueurs d'élastoplaste collées l'une sur l'autre et assez tendues peuvent soulager.

3 : votre coude ne se tend pas complètement. Alors, essayez de le plier contre résistance, puis de le tendre, aidé par le soignant qui pousse (faire l'inverse en cas de défaut de flexion). Vous pouvez débuter l'exercice par un glaçage de l'articulation, ça soulage.

9. Soignez et ménagez votre main, vos doigts

Si vos doigts ont tendance à gonfler, mieux vaut ne pas porter de bague serrée. Si l'un d'eux a été luxé, traumatisé, et qu'il ne semble pas revenir à la normale, une petite attelle à porter trois/quatre heures par jour peut soulager. Le masser ne sert pas à grand-chose.

Si vos doigts sont gourds, malaxez souvent une balle en mousse molle.

Pour récupérer la mobilité d'un poignet ou d'une main après une période d'immobilisation (suite de fracture, par exemple), faites trois fois par jour des bains alternés. Prenez deux bassines,

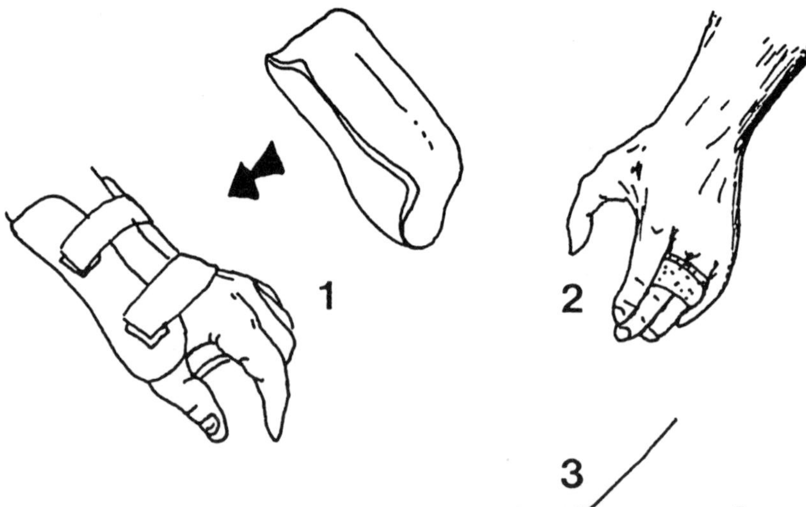

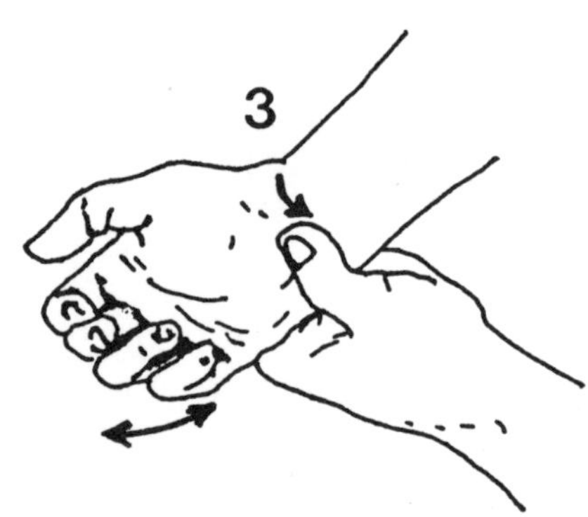

1 : votre main vous fait mal, tout geste l'aggrave. Pourquoi ne pas vous confectionner une attelle provisoire en carton, tenue par du velcro, une bande ou un foulard ?

2 : un doigt vous fait mal. Attachez-le à son voisin qui fera attelle, en syndactylie.

3 : votre médecin a diagnostiqué un canal carpien. Cet exercice peut en atténuer durablement les effets. Appuyez avec le pouce, de plus en plus fort, tout en pompant (flexion/extension) avec les doigts pendant deux minutes. A pratiquer une fois par jour.

l'une remplie d'eau froide et l'autre d'eau chaude où trempera une éponge. Plongez votre main dix à quinze secondes dans l'eau froide puis, aussitôt, plongez-la deux minutes dans l'eau chaude en pressant l'éponge. Recommencez plusieurs fois.

Nota : lorsqu'on porte une orthèse de pouce, il faut s'assurer que celui-ci est positionné en opposition des autres doigts, c'est-à-dire un peu en avant.

10. Quelques «trucs» pour vos jambes

Une bonne habitude consiste à surélever le pied de son lit (environ 10 cm) afin d'améliorer le retour veineux.

Les jambes sont capricieuses, elles n'aiment pas la chaleur. Il faut éviter de les exposer au soleil entre 12 et 16 heures par forte chaleur, et les envelopper de serviettes humides fraîches quand survient une sensation de lourdeur.

Les positions accroupies entravent le retour veineux. Attention aux exercices qui les multiplient (certaines postures de yoga notamment).

Assises, Mesdames, évitez aussi de croiser trop souvent vos jambes.

Si vous avez «de vilaines jambes», le ginkor biloba et l'extrait de marron d'Inde sont des substances bénéfiques, communément citées.

S. O. S. truc :
Solution spéciale jambes lourdes, à faire préparer en pharmacie (250 ml, 30 gouttes par jour) :
Calcarea fluor 5 CH + Hamamelis virg. 5 CH + Pulsatilla 5 CH + Lachesis mutus 5 CH.

En bord de mer, la marche dans l'eau exerce un massage tonifiant, que l'on peut intensifier en serrant les fesses, jambes souples. Marcher dans le sable stimule le retour veineux, assouplit les chevilles et les articulations du pied ; c'est particulièrement utile après une entorse.

Monter vingt marches d'un escalier sur la pointe des pieds est excellent pour les mollets.

Le piétinement est redoutable, ainsi que le chauffage par le sol.

Citons le fameux « point des coolies » en acupuncture, pour les marcheurs passionnés, à masser du bout du doigt en cas de fatigue. Les tireurs de pousse-pousse se le brûlaient parfois carrément à la cigarette.

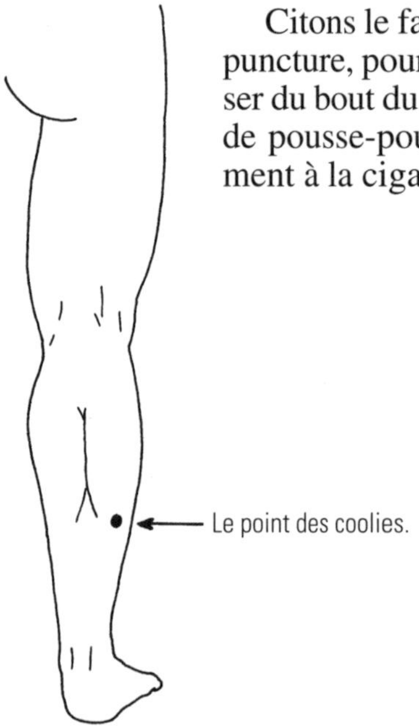

11. Soignez et ménagez votre hanche

a) « Puis-je marcher ? »

La question est : « Puis-je marcher, jusqu'où puis-je aller sans aggraver mon mal ? »

Toute atteinte de la hanche va automatiquement limiter le périmètre de marche, mais c'est variable en fonction d'abord de l'affection en cause (arthrose, arthrite...), de l'intensité de la douleur ressentie, de l'âge et de la vitalité de l'individu. En phase de récupération, la prudence consiste à diminuer à peu près par trois l'entraînement que l'on s'imposait avant, en cherchant ensuite à progresser jusqu'à parvenir à 60 % de ses capacités antérieures.

Si ça gonfle un peu à l'effort, il faut immédiatement glacer. Si la douleur s'aggrave après l'activité et perdure, il faut suspendre et prendre conseil.

Il est bon également de surveiller son poids, car l'obésité est comme une enclume posée sur les cotyles.

La natation est toute indiquée puisqu'elle supprime la pesanteur, ainsi que la bicyclette ou le vélo d'appartement. La marche est profitable si l'on fait des pauses fréquentes.

A défaut, le « step » peut être une solution quand on prend de l'âge et qu'on a peur de s'aventurer dehors, de tomber.

Vous avez longtemps boité et une intervention réparatrice a corrigé le problème, malgré cela vous boitez encore par automatisme ? Un contrôle régulier devant un miroir s'impose.

Attention : une boiterie peut provoquer, ou réveiller à la longue, des douleurs dans le bas du dos.

Si vous utilisez des cannes anglaises, les poignées doivent être en regard du relief latéral des cuisses (trochanter). Sinon, vous allez vous tenir voûté ! Attention à l'usure des embouts de cannes.

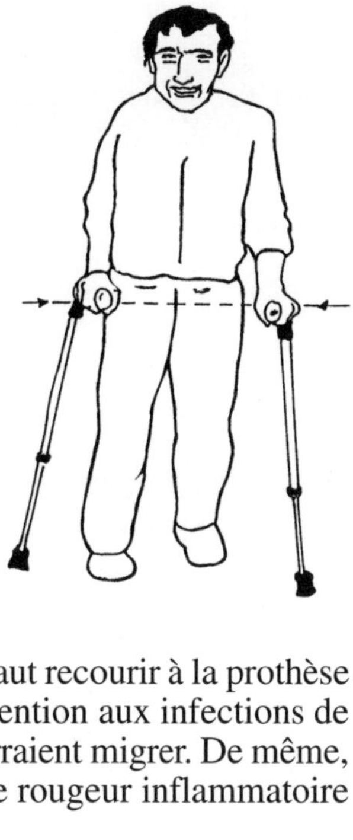

b) Après l'opération

Quand l'articulation est trop usée, il faut recourir à la prothèse de hanche. On vient de vous opérer : attention aux infections de la sphère O.R.L. Ces vilains germes pourraient migrer. De même, surveillez tout gonflement suspect, toute rougeur inflammatoire au niveau de la cicatrice.

Durant trois mois, méfiez-vous en priorité de la luxation de la prothèse qui pourrait se déboîter sur un mouvement intempestif. Alors, les règles de prudence sont claires :

– La nuit, maintenez un coussin entre vos cuisses et essayez d'avoir le bout du pied tourné vers le dehors.

– Gardez vos cannes environ six semaines. Au début, montez et descendez les escaliers marche à marche, en avançant d'abord la bonne jambe. Reprenez vos activités très progressivement en excluant le port de charges lourdes, le jardinage, la bicyclette.

– Evitez les longs trajets en voiture. Pour y entrer, posez d'abord les fesses sur votre siège, puis passez les jambes bien ensemble. Faites l'inverse pour en sortir, comme conseillé pour les femmes enceintes.

– N'hésitez pas à vous munir d'aides techniques : enfile-bas, chausse-pied à long manche, pince ramasse-objets. Achetez des chaussures sans lacets et à semelles amortissant les chocs (sorbothane, E.V.A, noème, coussin d'air).

– Utilisez des sièges hauts qui ouvrent l'angle tronc/cuisses à plus de 90 %. Mettez un surélévateur de W.-C. sur votre cuvette.

– Vous avez du mal à enfiler votre slip ? Décousez la couture d'un côté et placez du velcro (ou des boutons-pression).

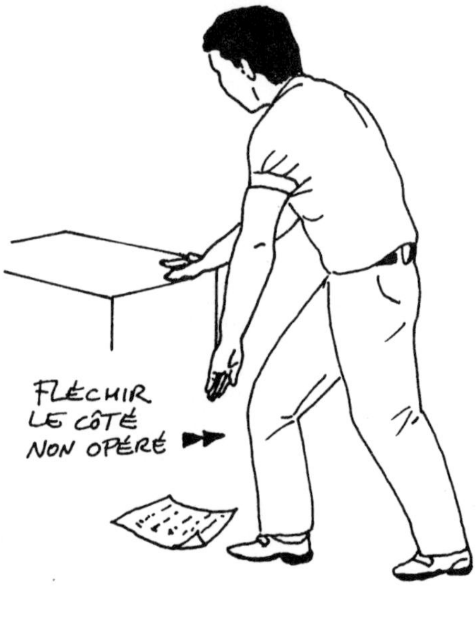

Pour ramasser au sol, baissez-vous en pliant le genou du côté non opéré et en prenant un appui de la main si possible.
Fléchissez la jambe du côté non opéré.

12. Soignez et ménagez vos genoux

Si votre médecin habituel vous a prescrit une arthroscopie sur un genou qui se mobilise mal et qui fait déjà très très mal, suggérez-lui l'I.R.M., absolument préférable car, sur ce terrain-là, l'arthroscopie rend le genou encore plus inflammatoire et retarde la récupération. Cette dernière est indiquée en cas de lésion ligamentaire chronique, méniscale, cartilagineuse non traumatique, synoviale, fémoro-patellaire… en tout cas sur un genou stable.

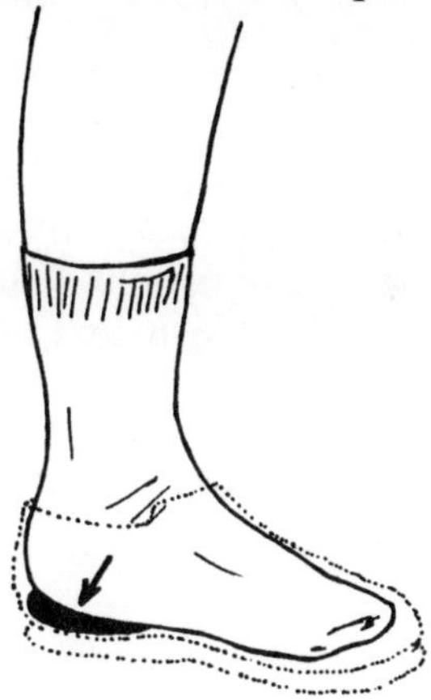

L'arthroscopie n'est jamais un acte d'urgence.

S. O. S. truc :

En cas de problème musculaire ou articulaire, parfois on n'arrive plus à le tendre (attitude en flexum). Il faut alors le glacer trois à quatre fois par jour et se confectionner une talonnette, pour qu'à la marche toute la voûte plantaire soit en appui (liège, morceau d'éponge, linge replié…). Sinon, on n'appuie que « sur le bout du pied » et on risque la tendinite.

Astreignez-vous également aux contractions statiques du quadriceps déjà décrites (un bon test assis : vérifiez que vous pouvez tendre le genou sans bouger le bassin).

Il arrive que les croyants, qui prient maintes fois par jour en s'agenouillant sur un sol dur, finissent par souffrir d'une inflammation chronique des genoux. L'excès de poids est un facteur aggravant. Je leur recommande d'**éviter de s'accroupir** en d'autres circonstances, de pratiquer régulièrement un « sport de jambes » et de surveiller leur régime. Se coincer un coussin sous les mollets, le plus souvent possible (comme décrit sur la figure), soulage énormément cette posture. Chaque fois que vous bricolez dans cette position, faites ainsi.

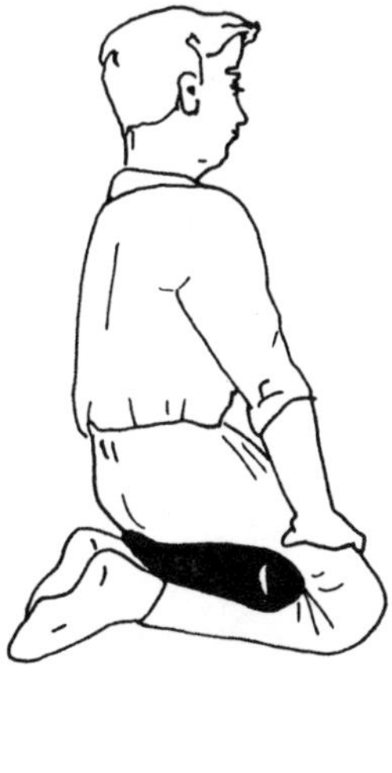

Le port de charges lourdes est déconseillé à tous les vilains genoux.

En cas de gonarthrose, évitez les chaussures à talons trop hauts ou… trop plats.

Lorsque vous nagez, évitez la brasse, qui les surmène.

L'amateur de bicyclette qui se plaint de finir l'étape sur les rotules a peut-être mal réglé ses cale-pieds. Il doit veiller à une bonne liberté de sa cheville par rapport à la rotation physiologique tibiale.

Attention, chez le kiné, rééduquer votre syndrome fémoro-patellaire en vous faisant soulever cinquante fois de suite dix kilos ou plus a souvent pour effet d'entretenir un effet de rabot néfaste au niveau de la rotule. Préférez les exercices isométriques en chaîne fermée, comme le Kabat.

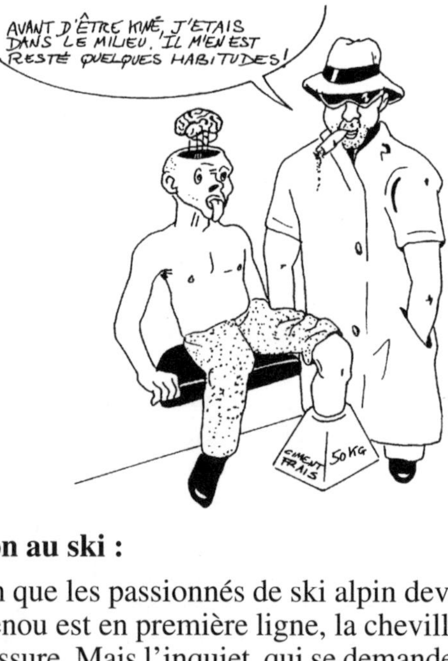

La préparation au ski :

Il est certain que les passionnés de ski alpin devront être prudents, car le genou est en première ligne, la cheville étant protégée par la chaussure. Mais l'inquiet, qui se demande si son genou en mauvais état va tenir, risque de commettre une imprudence à cause même de cette peur. Ce dernier aura donc intérêt à se protéger avec une genouillère (à fenêtre rotulienne impérativement).

Le meilleur exercice pour préparer ses cuisses aux sports de glisse reste « la chaise » contre un mur, à maintenir quelques secondes et à renouveler plusieurs fois par jour (dos appuyé contre un mur et jambes fléchies).

Attention pour vous relever de cette position : prenez appui de la main sur un meuble ou contre le mur.

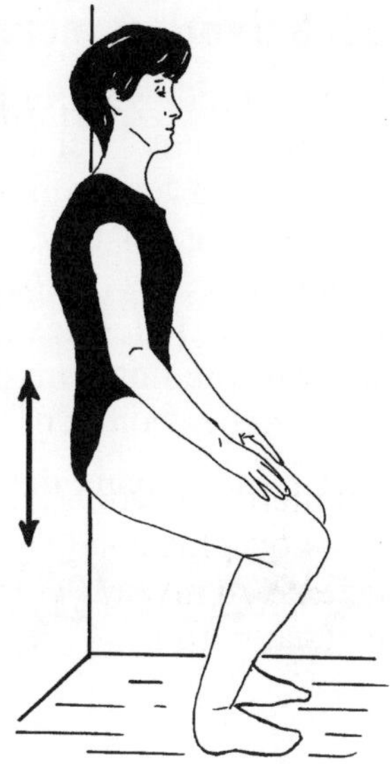

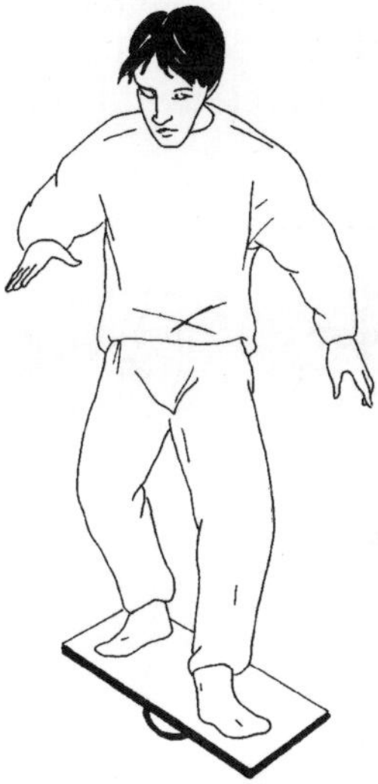

S'il est bricoleur, le passionné de ski pourra se fabriquer, quinze jours avant de partir, une assiette d'équilibre (planchette collée sur une demi-sphère dure) et travaillera quotidiennement son équilibre, pendant dix minutes.

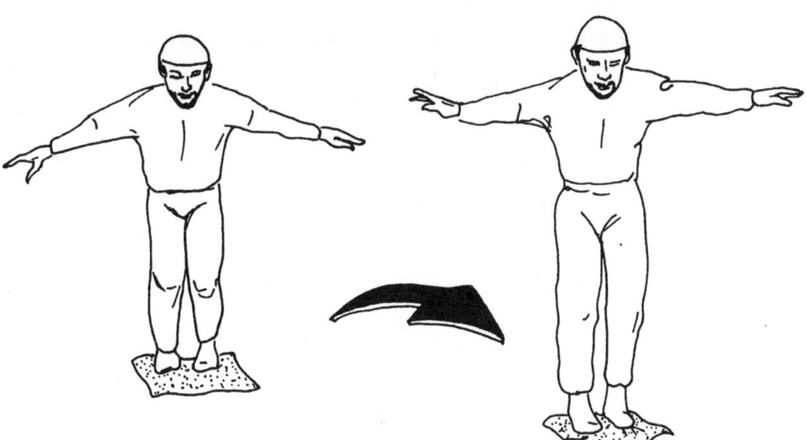

Sur une petite serviette, sautillez en reproduisant les mouvements de la « glisse ».

13. Soignez et ménagez votre pied

Les pieds sont la base de l'échafaudage ; s'ils tournent, la jambe et plus haut le dos tournent aussi. Certaines lombalgies trouvent là leur simple origine. C'est pourquoi votre médecin prescrit parfois des semelles orthopédiques (après examen sur podoscope, des radios et l'examen de l'usure de vos chaussures).

Si vous faites des entorses à répétition, demandez-vous si ce n'est pas le fait d'un pied creux décompensé nécessitant le port de semelles compensatrices.

Les principaux défauts staturo-dynamiques rencontrés :

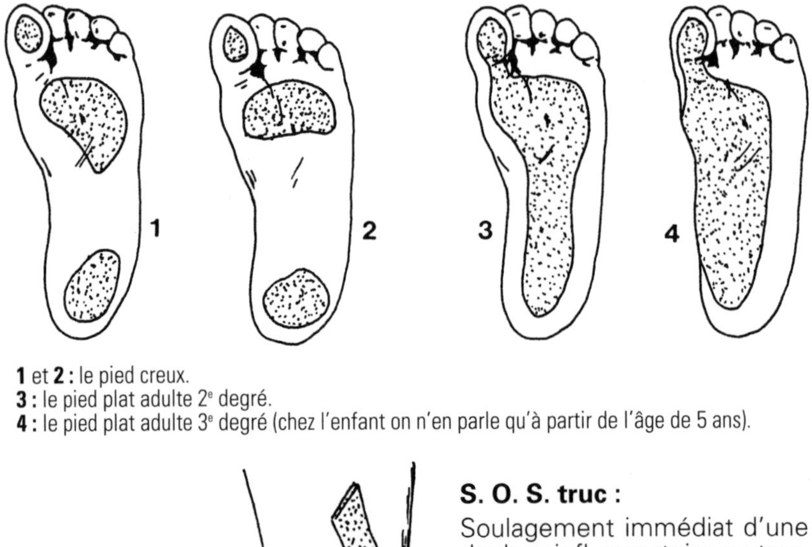

1 et **2** : le pied creux.
3 : le pied plat adulte 2e degré.
4 : le pied plat adulte 3e degré (chez l'enfant on n'en parle qu'à partir de l'âge de 5 ans).

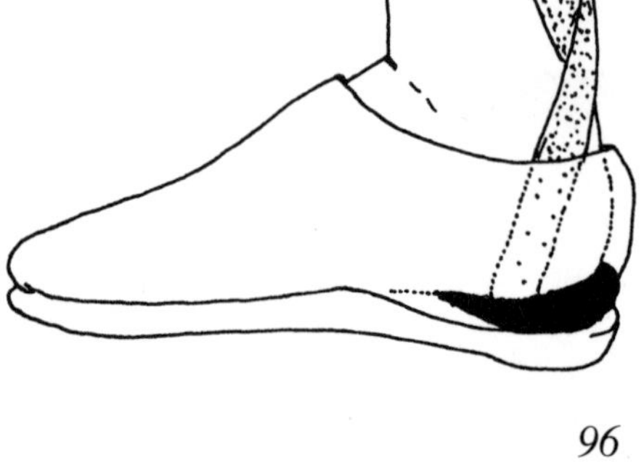

S. O. S. truc :

Soulagement immédiat d'une douleur inflammatoire ou traumatique du tendon d'Achille.

Vous boitillez, vous marchez sur le bout du pied ? Alors, glissez dans votre chaussure une talonnette faite d'une matière quelconque (liège, carton, plastazote, un mouchoir replié) de un centimètre d'épaisseur. Il est souhaitable de vous coller aussi un rappel élastique adhésif autour du talon.

Si vous souffrez d'une inflammation chronique de l'aponévrose plantaire, de la voûte plantaire en général, et que la douleur se ravive périodiquement (notamment au décours d'une activité sportive saisonnière), pratiquez régulièrement ces petits exercices :

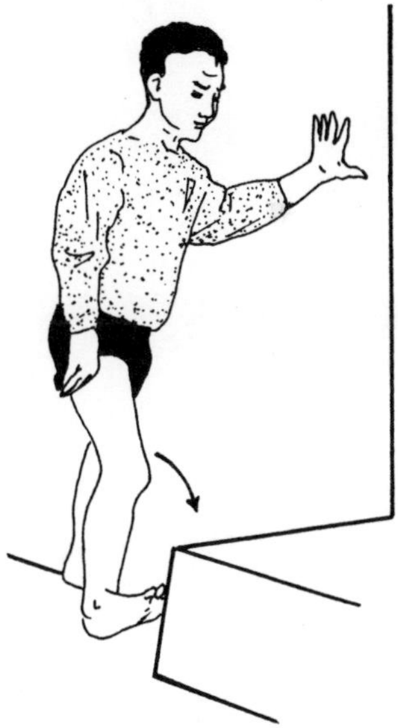

Avant-pied appuyé contre un mur, étirez pied et mollet en poussant en avant.
Répétez une dizaine de fois.
Excellent aussi pour prévenir les crampes.

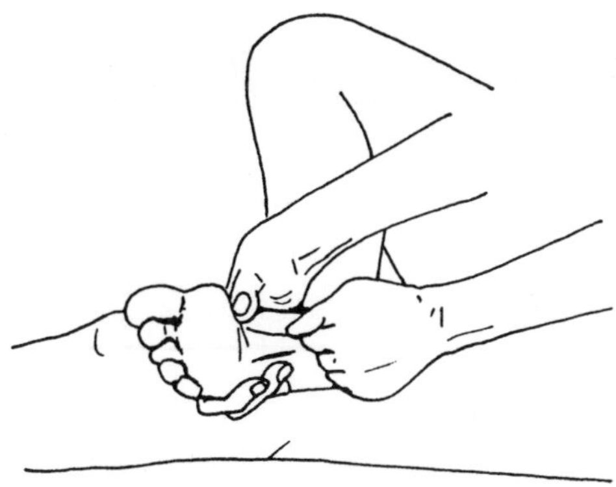

Massage de l'aponévrose plantaire : tenez fermement la base proéminente du gros orteil. L'autre pouce fait des zigzags appuyés le long de la corde que vous sentez tendue au milieu. Ensuite, faites la même chose avec un glaçon, pendant quelques secondes.

En traumatologie, les exercices sur planche d'équilibre représentée en p. 95 sont également recommandés. Lors de ces exercices, et en cas de gêne à la flexion dorsale du pied, glissez une petite épaisseur (bout de mousse, linge) sous l'avant-pied pour gagner de l'amplitude.

En cas d'épine calcanéenne, le podologue vous fera porter semelle, et les ultrasons ou le laser (chez le kiné) vous soulageront grandement.

Attention : quand on a mal aux chevilles ou aux jambes, les draps et les couvertures, la nuit ça pèse ! Soulagez-en le poids, mettez un cerceau. Placez un traversin le long de votre jambe pour la maintenir.

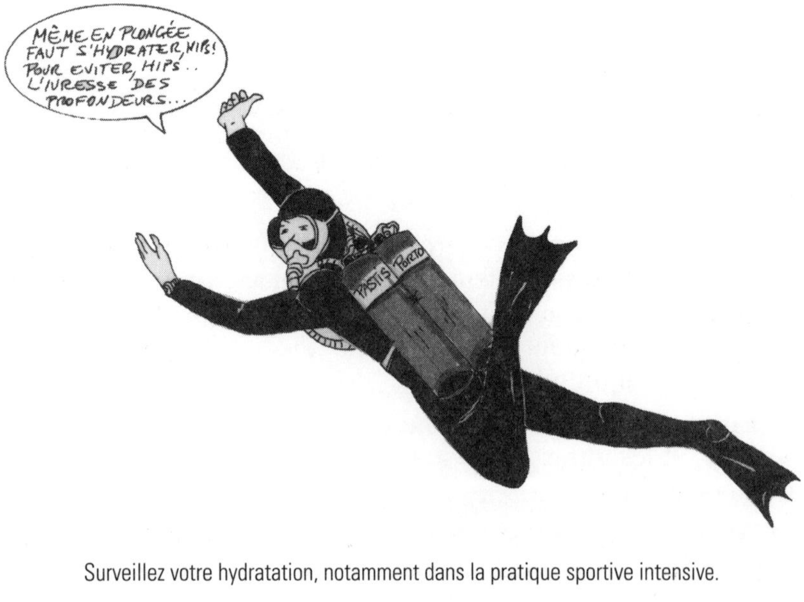
MÊME EN PLONGÉE FAUT S'HYDRATER, HIPS! POUR EVITER, HIPS.. L'IVRESSE DES PROFONDEURS...
PASTIS
PORTO

Surveillez votre hydratation, notamment dans la pratique sportive intensive.

CHAPITRE V

Après une maladie

1. Mieux vivre après un incident cardiaque

Comment vivre mieux après un incident cardiaque ? En pratiquant un bon réentraînement cardio-vasculaire à l'effort. C'est souvent l'épreuve d'effort qui le détermine. Deux types de paramètres sont à surveiller :

a) Les paramètres personnels

– L'âge et les antécédents de santé, ainsi que l'état de l'appareil locomoteur. Il est évident que si vous êtes arthrosique, il faut en tenir compte.
– Le poids : cette surveillance implique un régime alimentaire équilibré. Il faut boire régulièrement avant même d'avoir soif.

Si vous avez besoin de perdre un peu de lard, privilégiez les activités d'endurance raisonnables sans chercher à dépasser vos limites. D'autant que les efforts violents, sur un temps court, brûlent surtout les sucres.

Par contre, l'hypersudation, tellement variable d'un individu à l'autre, n'est pas en soi inquiétante.

Il faut encore surveiller la fatigabilité et la sensibilisation au stress. Il existe des montres réceptrices affichant la fréquence cardiaque ; elles devront émettre un bip, signalant au moins la maximale.

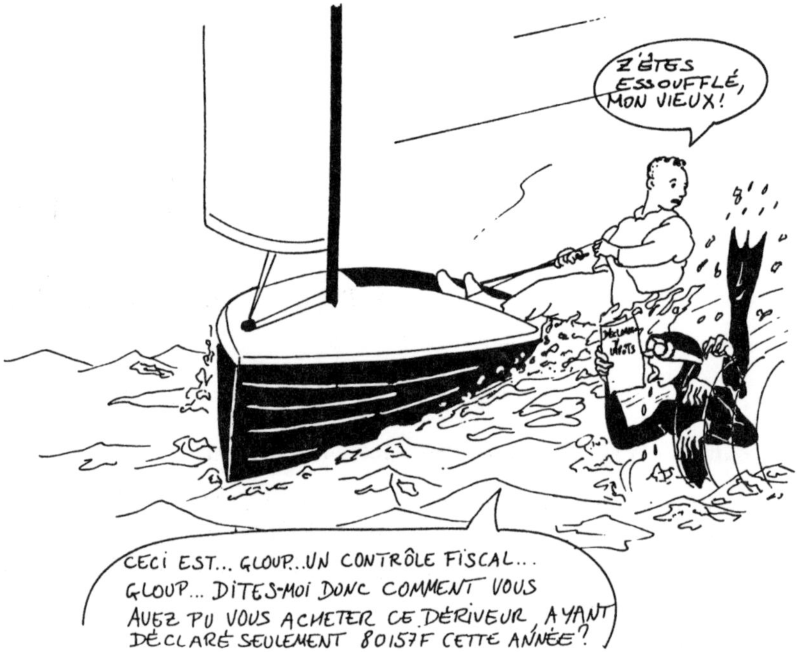
Z'ÊTES ESSOUFFLÉ, MON VIEUX !
CECI EST... GLOUP... UN CONTRÔLE FISCAL... GLOUP... DITES-MOI DONC COMMENT VOUS AVEZ PU VOUS ACHETER CE DÉRIVEUR, AYANT DÉCLARÉ SEULEMENT 80157F CETTE ANNÉE ?

Pour bien juger de votre essoufflement, vérifiez que vous pouvez toujours parler !

En matière d'activités sportives, quel est le bon rythme ? Trois séances d'une demi-heure par semaine d'une pratique raisonnable (à 50 % ou 60 % de sa capacité maximale) et prévoyant un **bon échauffement** à chaque fois valent cent fois mieux qu'un entraînement long et irrégulier, pour compenser.

Les jours de cafard, il faut redoubler de vigilance lorsqu'il s'agit de faire un effort, surtout s'il est imprévisible (comme de courir après son bus parce qu'on est en retard !).

Attention ! En cas de cardiopathie évoluée, les exercices répétitifs d'élévation des bras en l'air (au-dessus du niveau du cœur) sont déconseillés.

b) Les paramètres extérieurs

– Il s'agit notamment des conditions climatiques, du temps : selon qu'il fait trop chaud sous un soleil de feu, ou trop froid alors que vous êtes en short et chemisette. L'altitude également entre en ligne de compte : plus on grimpe, plus on s'essouffle aisément.

– De la durée des matches et de l'entraînement : pas de défis avec des partenaires trop forts, ni de matches qui s'éternisent de façon imprévisible, comme c'est le cas parfois au tennis.

c) Les activités sportives conseillées entre autres

En priorité la marche rapide, à préférer au jogging. Egalement la natation, le golf, le vélo si l'on opte pour le gros pignon (ainsi que le vélo d'appartement).

Egalement la gymnastique dirigée et prudente, le rameur.

2. Les atteintes neurologiques

a) Le parkinson

Entraînez-vous quotidiennement à la lecture, à haute voix et aussi distinctement que possible.

Le chant également est parfait, pour entretenir son élocution.

Efforcez-vous de répéter par cœur des phrases de la vie quotidienne du type : « Bonjour, comment allez-vous ce matin ? »

Faites chaque jour quelques exercices respiratoires en les accompagnant de mouvements des bras, afin de lutter contre l'akinésie.

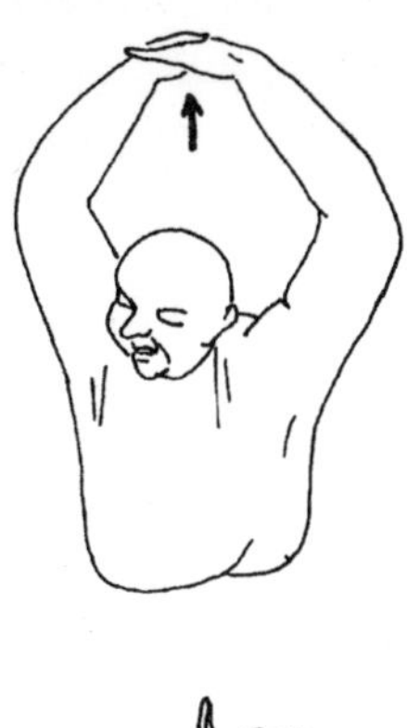

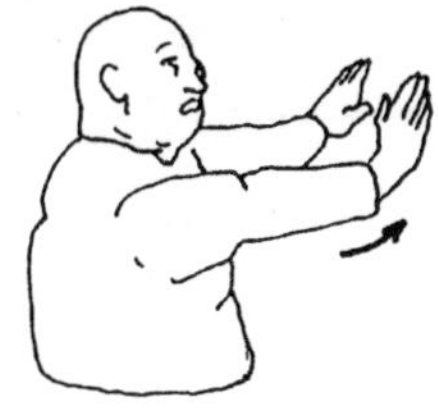

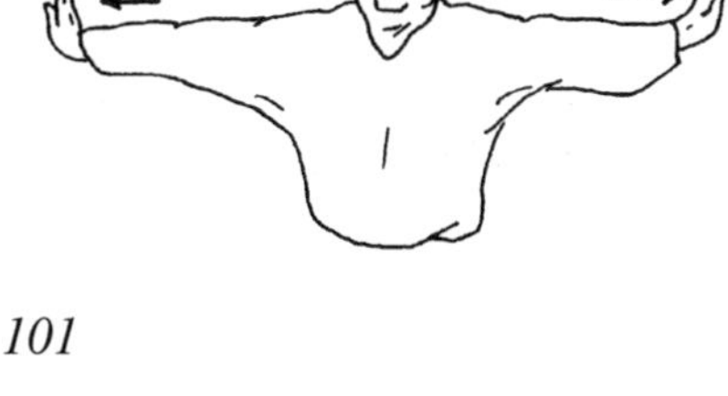

Avant de réaliser un geste complexe, essayez de le penser complètement dans votre tête.

Pour éviter le dos rond, faites de fréquentes postures à plat ventre (en veillant à pouvoir ensuite vous relever seul).

Apprenez à vous lever de votre lit à partir de la position ventrale.

b) L'hémiplégie

Beaucoup croient que « ça va revenir en se musclant », en faisant du vélo par exemple. Faux, il s'agit d'une panne de commande centrale ; c'est dans la tête que ça se passe.

La marche reste le but premier, en contrôlant bien le verrouillage du genou côté atteint, même si celle-ci n'est pas esthétique. Si votre pied tremble beaucoup, c'est peut-être parce que vous attaquez le sol avec l'avant du pied. Attaquez du talon !

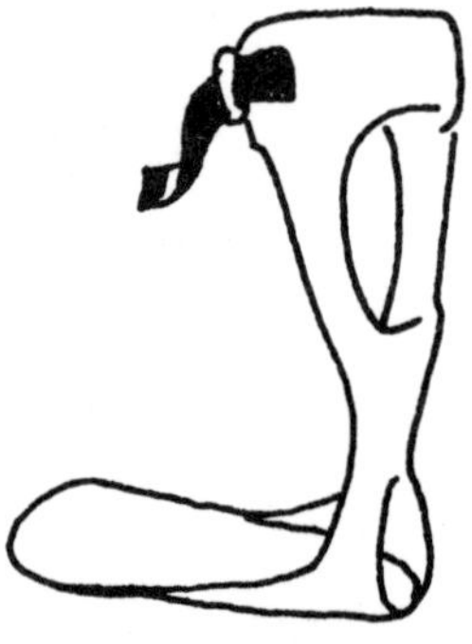

Ça ne s'arrange pas ? Alors demandez à votre médecin si un système releveur en polypropylène (voir ci-contre) ne serait pas utile (on le trouve chez les revendeurs de matériel orthopédique).

Il faudra veiller encore à ce que votre pied soit toujours posé bien à plat au sol lors des transferts, sous peine de glisser.

Vient ensuite la nécessité de réacquérir les autres automatismes de la vie et de combattre les gestes incoordonnés. L'hémiplégique a tendance à ne se servir que de son côté sain. Il devra reprendre confiance dans l'hémicorps atteint, en s'efforçant de l'utiliser au mieux de ses possibilités, et de prendre appui dessus. A cette fin, le regard qui suit le mouvement est un excellent élément de contrôle.

Si vous avez tendance à vous affaisser du côté atteint, entraînez-vous à marcher autour d'une table, celle-ci étant du côté sain et servant de simple support de sécurité au cas où vous trébucheriez.

La commande du bras reste souvent problématique. Mettez votre montre-bracelet du côté atteint pour vous obliger à y porter maintes fois votre attention. Ne laissez jamais votre bras pendre derrière vous, sous peine de vous abîmer l'épaule à la longue. Veillez à ce que votre entourage ne vous attrape pas par le bras non plus. En marchant, portez-le en écharpe.

Attention aux compressions, la main gonfle parfois et devient douloureuse, donc plus difficile à mobiliser. Si vous êtes très gêné par la raideur (spasticité), sachez qu'elle peut se réduire avec des enveloppements chauds et des étirements doux et progressifs.

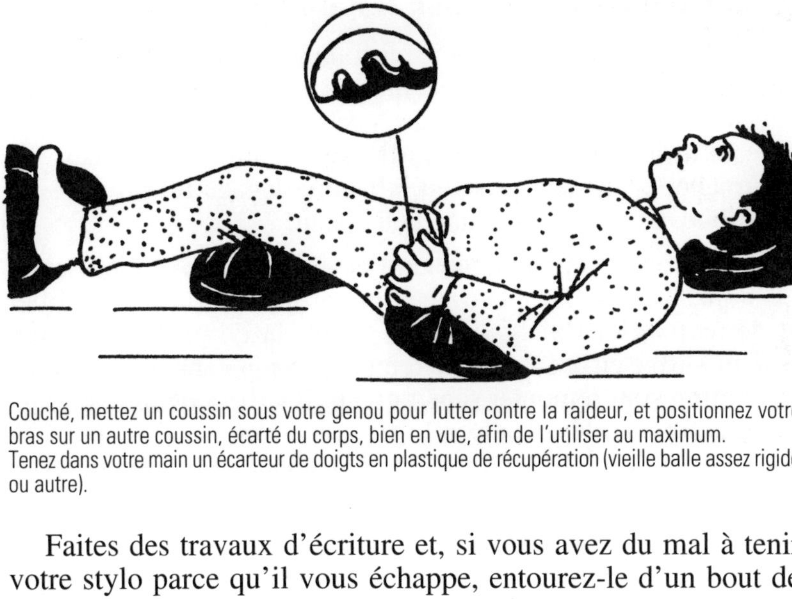

Couché, mettez un coussin sous votre genou pour lutter contre la raideur, et positionnez votre bras sur un autre coussin, écarté du corps, bien en vue, afin de l'utiliser au maximum.
Tenez dans votre main un écarteur de doigts en plastique de récupération (vieille balle assez rigide ou autre).

Faites des travaux d'écriture et, si vous avez du mal à tenir votre stylo parce qu'il vous échappe, entourez-le d'un bout de mousse.

Du bon usage du fauteuil roulant :

Pensez à mettre les deux freins lors des transferts.

Les trottoirs se descendent en marche arrière, l'inverse pour monter. Attention aux repose-pieds : s'ils frottent en premier, le fauteuil risque de basculer. Il ne faut pas non plus se mettre debout en prenant appui dessus.

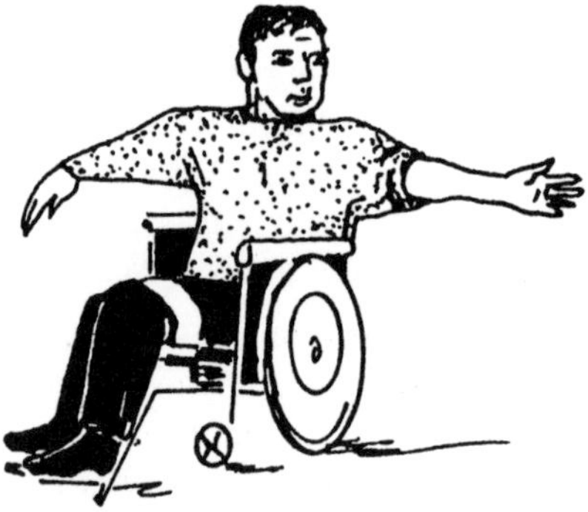

Quand on se penche en avant, les petites roues pivotantes de devant doivent être orientées dans la même direction.

Quand on se penche sur le côté, il ne faut pas aller plus loin que la longueur du bras tendu.

3. Entretenez votre fonction respiratoire

Quelle que soit la pathologie rencontrée, il faut essayer d'entretenir le bon jeu du diaphragme, muscle principal de l'inspiration, et veiller à sa toilette bronchique. A cette dernière fin, nos grands-parents utilisaient la liqueur la Baraque comme fluidifiant. La bourrache, également prise en infusion, dégage les bronches et contribue, de plus, à faire une belle peau.

Quand on a du mal à cracher, l'erreur consiste à s'épuiser en toussant. Il est préférable d'inspirer par le nez afin d'humidifier et de réchauffer l'air, puis de se racler la gorge en soufflant, bouche serrée en cul-de-poule (émettre le son « rhâââ… ») ; alors les glaires vont remonter sans fatigue. Il suffira de toussoter un peu à la fin pour les expulser. Lors de cet exercice, reposez-vous souvent en surveillant votre pouls, l'apparition d'éventuelles sueurs ou un malaise.

Les insuffisants respiratoires chroniques devront également veiller à entretenir leur tonus abdominal et à lutter contre l'enraidissement de leur cage thoracique par des exercices quotidiens des bras (s'inspirer de ceux proposés au parkinsonien). Les trapèzes, souvent contracturés, trouveront un délassement à être massés de temps en temps.

Attention aux mauvaises attitudes voûtées qui se fixent.

Attention aux vêtements qui serrent et gênent la mécanique respiratoire (corset, ceinture, soutien-gorge).

S. O. S. trucs :
– Soupirer sert à déplisser les alvéoles insuffisamment ventilées lorsqu'on est, depuis un certain temps, en mode respiratoire de repos.
– L'expiration accompagne tout ce qui est relaxation, relâchement musculaire.
– Lors de vos exercices, n'inspirez jamais trop à fond, au risque d'avoir la tête qui tourne et de ne plus rien contrôler.

Il arrive que des personnes du troisième âge fassent des fausses routes en avalant de travers… un morceau de biscotte.

Chez l'adulte, le clapping n'est efficace que s'il est couplé à des manœuvres d'expiration forcée et de drainage. Encore faut-il qu'il ne soit pas brutal. Chez l'asthmatique, il est inutile. Voici ce qu'il faut faire :

Le clapping :
Tapotez de part et d'autre de la colonne, avec la main en cuillère, sur un temps expiratoire.

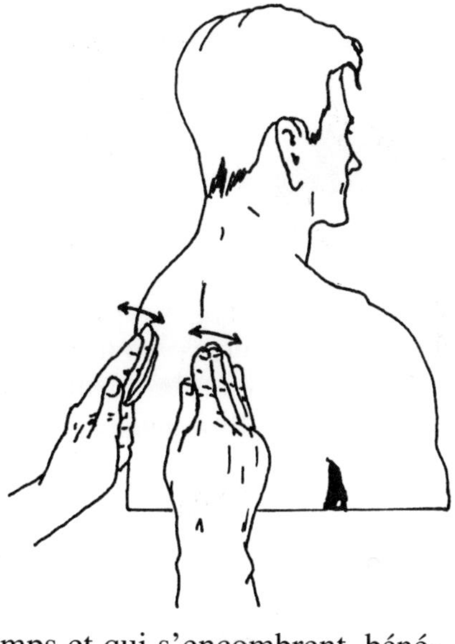

Chez les personnes âgées, le clapping est franchement agressif. Mieux vaut frictionner le dos en tout sens, comme pour un bon massage, en faisant un peu vibrer les doigts.

Les gens alités depuis longtemps et qui s'encombrent, bénéficieront d'un excellent drainage bronchique en passant tout simplement au fauteuil. A défaut, on obtient de bons résultats en mettant la personne encombrée assise au bord de son lit pendant quelques minutes.

Attention : si vous êtes sous neuroleptiques, vous aurez naturellement une fonction respiratoire un peu ralentie.

S. O. S. truc :
Chez tout insuffisant respiratoire chronique, le bon test en cas d'essoufflement consiste à surveiller l'élocution, comme pour le cardiaque. Si vous avez du mal à parler il y a urgence, contactez votre toubib !

Ce qu'il faut faire :

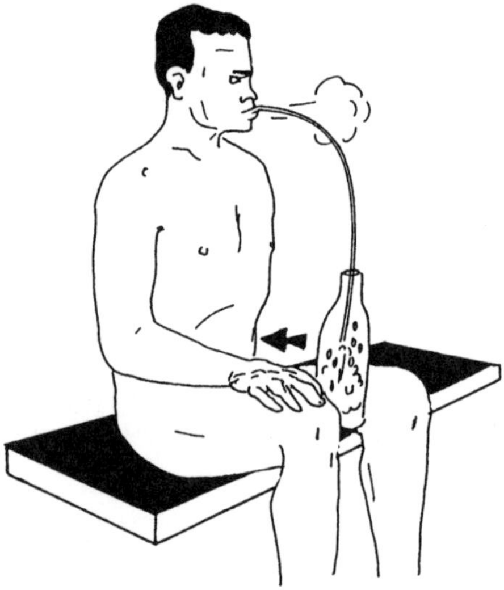

Voici un exercice, simple et efficace, de réentraînement à l'effort. Inspirez par le nez et soufflez fort par la bouche en rentrant le ventre.
La bouteille à moitié remplie d'eau est facultative, si cela vous fatigue trop.

Le flux inspiratoire est ainsi humidifié, réchauffé, et les muscles expirateurs, dont les abdominaux, sont bien sollicités.

Inspirez-vous des postures de drainage et de rééducation pulmonaire suivantes pour travailler électivement tel ou tel segment pulmonaire, selon les résultats de vos radios pulmonaires et les conseils de votre kiné.

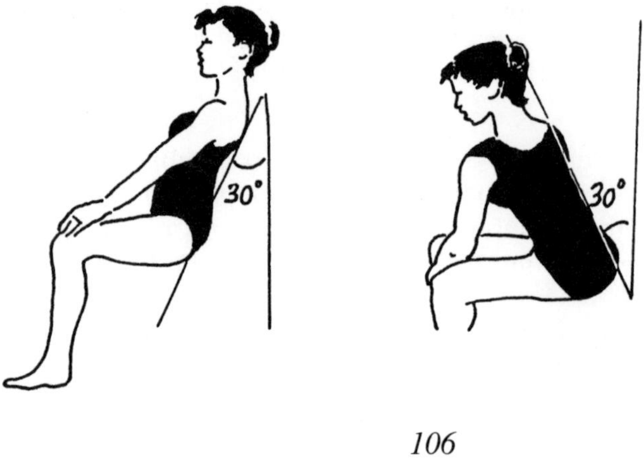

Lobes supérieurs.
– *Gauche :* segments antérieurs.
– *Droite :* segments postérieurs.

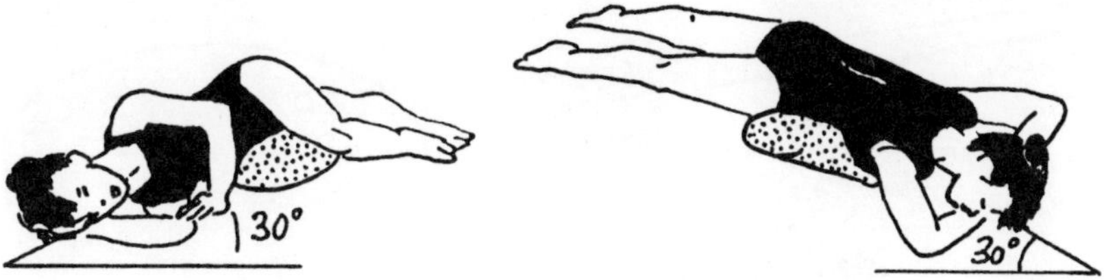

Lobes inférieurs.
Gauche : segments antérieurs – *Droite* : segments postérieurs.

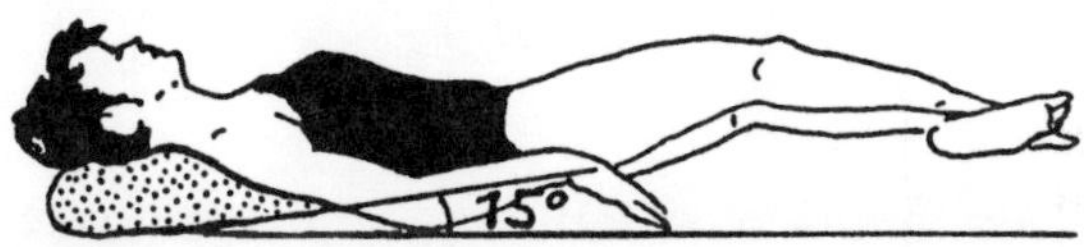

Lobe moyen.

S. O. S. trucs :
– Asthmatiques, répétez souvent ces exercices de contrôle respiratoire en dehors des crises, car alors il sera trop tard pour apprendre. Dès qu'elle survient, la crise d'asthme relève de la compétence du médecin.
– Vous êtes essoufflé après une course, un stress, et vous désirez retrouver rapidement un rythme respiratoire normal ? Haletez plus vite que ça ne vous vient naturellement pendant dix secondes. Arrêtez l'exercice durant le même laps de temps, puis recommencez jusqu'à obtention d'un résultat, tout en surveillant votre pouls. Il doit ralentir aussi.

4. Corrigez vos troubles de l'équilibre

Vertigineux, dans tous les cas il vous faudra gérer votre anxiété et éviter les activités qui entraînent de fortes oscillations du corps ou de grands mouvements de la tête. Les causes sont multiples, le diagnostic difficile.

Les vertiges de Ménière, par exemple, sont étroitement liés au terrain psychique. Un souci ou une contrariété suffisent à déclencher une crise sévère.

Rappel : parfois l'origine est cervicale. Bon nombre de cervicalgies s'accompagnent de vertiges.

Le type d'affection le plus aisé à traiter en kinésithérapie – et le plus fréquent – est appelé vertige paroxystique bénin. Il est dû

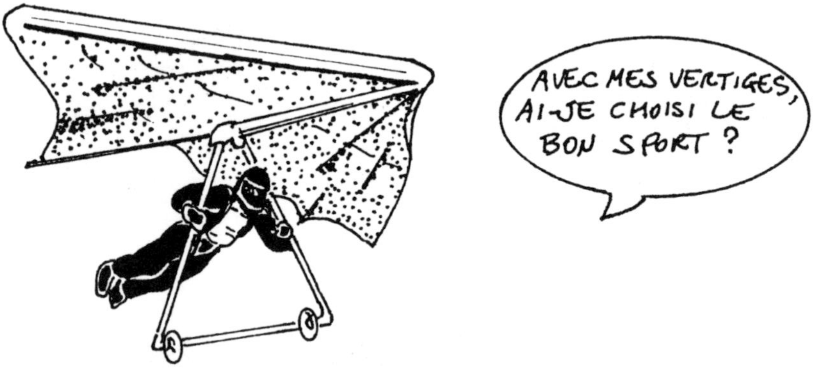

à de minuscules cailloux (ou otoconies) qui se déplacent dans notre oreille interne. Le traitement consiste à pratiquer une manœuvre de Semont ou de Brandt et Daroff. Attention : seuls un kiné ou un médecin compétents sont habilités à la pratiquer !

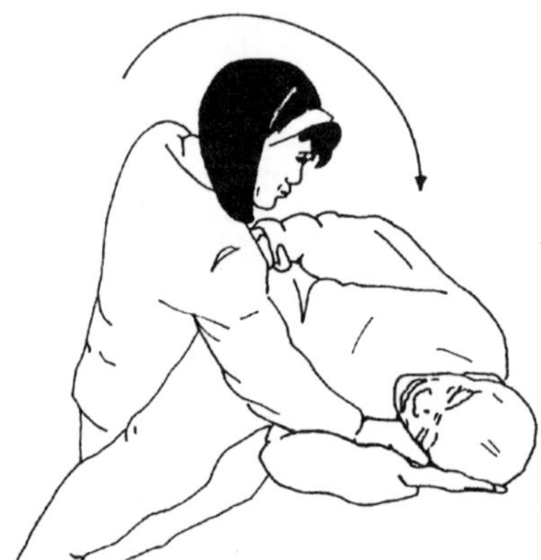

Le kiné bascule rapidement le sujet d'un côté et de l'autre et surveille l'apparition de mouvements oscillatoires de l'œil, battant ici, par exemple, vers le haut.

5. Maigrir ou grossir, le poids yoyo

Chercher à maigrir sans changer radicalement de mode de vie et de goûts correspond à un véritable chemin de croix. De nos jours, la médecine reconnaît officiellement son échec dans le traitement de l'obésité, et la plupart des régimes sont inefficaces à long terme. Ils restent cependant un créneau très juteux, que les marchands d'illusions ne sont pas prêts d'abandonner !

a) Halte à la dictature du maigre !

Le régime est un facteur déstabilisant que le corps paie très cher. Il réagit en limitant les dépenses énergétiques par insulino-résistance et baisse de tonus du système sympathique. De plus, en perdant du gras on perd aussi du maigre, donc du muscle. Quand on n'est pas diabétique, hypertendu ou sujet à l'hypertriglycéridémie, mieux vaut s'accepter différent en cherchant plutôt à revaloriser son image, d'autant que le surpoids n'est pas en soi facteur de risque majeur.

Pourtant, si vous avez cédé au mythe et perdu quelques kilos, le meilleur moyen de ne pas les reprendre (trop vite) consiste à continuer à manger moins qu'avant votre régime (ce qui nécessite une bonne mémoire). Comptez environ 20 calories de moins par jour et par kilo perdu. Mais c'est une galère que de se balader partout avec sa balance de ménage ! Essayez également de faire régulièrement un peu d'exercice de type endurance.

Par exemple, marchez rapidement au minimum trente minutes quotidiennement. Faites du vélo. A l'effort, essayez de ne pas dépasser 60 % de votre rythme cardiaque maximum. Ce dernier se calcule ainsi : soustrayez votre âge au chiffre 220. Multipliez le résultat obtenu par 60 et divisez le tout par 100.

Ne vous fiez pas au kilo de « flotte » perdu lors d'activités physiques qui se reprend dès qu'on a bu à sa soif.

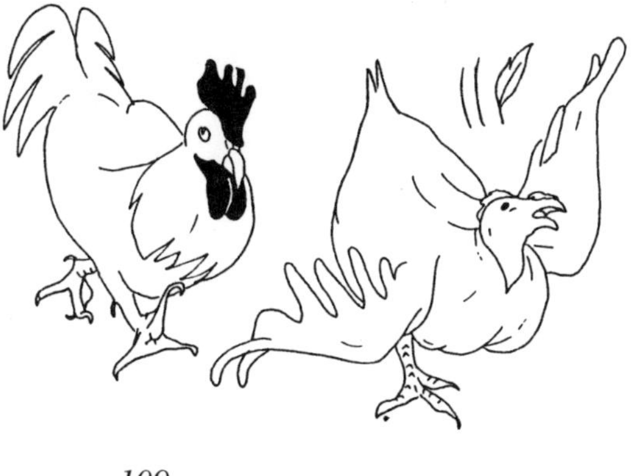

Lui :
« La seule façon de lui faire garder la ligne, c'est de lui courir après quand elle me fait monter sur mes ergots ! »

Le mot cellulite fut inventé en 1920 (Alquier et Pavot), il est malheureusement synonyme de disgrâce physique et traqué à la loupe tant que la mode n'en aura pas décidé autrement. Chez la femme, pour celle de type androïde, 30 à 50 % de sa surcharge pondérale se situent dans son ventre. Hélas ! les crèmes amincissantes ne traversent pas aisément le derme, leur pouvoir lipolytique réel est faible et les techniques de massage sont décevantes.

Non, le massage ne fait pas maigrir ! Les résultats vantés par les labo et la publicité sont le fait d'un rebond psychologique, car les cures sont chères et les clientes prêtes inconsciemment à tous les efforts pour se donner l'illusion de la victoire.

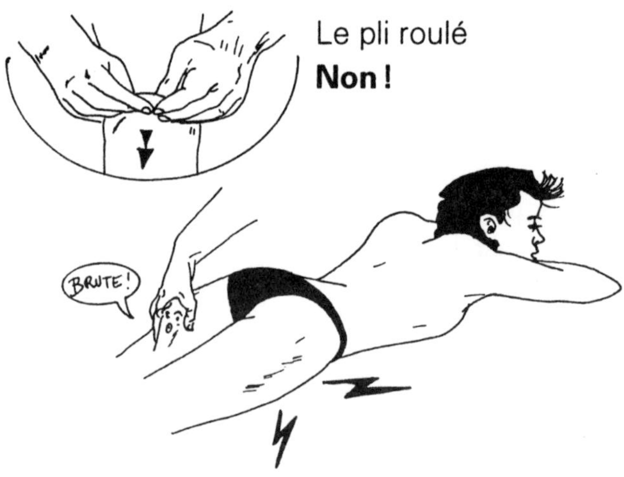

Le pli roulé
Non !

Quand vous massez, pas de techniques agressives comme le pli roulé ou le pétrissage.

Si des bleus apparaissent : stop-STOP-STOP !

S. O. S. truc :
En vous badigeonnant les zones sensibles tous les soirs, plusieurs mois par an, avec cette pommade que vous aurez fait préparer par votre pharmacien, peut-être enregistrerez-vous quelques résultats : Défiltran (100 g) + Thiomucase (45 g) + Réparil (40 g) + Esbériven (30 g). Ajoutez 20 g de Décontractyl si vous n'y êtes pas allergique (sur avis médical).

Donnons un *satisfecit* provisoire à la micro-liposculpture chirurgicale aux ultrasons. Bien pratiquée, elle n'entraîne pas de lipodystrophie de compensation (une surcharge graisseuse envahit les tissus voisins de ceux traités), ni d'aspect en « tôle ondulée ».

b) Les bobards des médias

Pour faire la transition avec le paragraphe précédent, osons dire que certains magazines affichent, avec un certain culot, un nouveau plaisir appelé « plaisir maigrir », en proposant à leurs lectrices(eurs) des plats diététiquement corrects à vous mettre l'eau à la bouche. C'est oublier que chercher à perdre du poids représente rarement un plaisir et relève plutôt d'un parcours du combattant semé d'embûches. Il faut engager une longue bataille contre certains goûts innés (comme celui pour le sucré), ou des traditions culinaires relevant d'une imprégnation culturelle inimitable. De plus, en y regardant bien, cinq ou six pages plus loin, dans le même journal, vous pourrez parfois trouver ce genre d'information totalement contradictoire, dont les journalistes n'ont pas l'air de se formaliser : « On ne peut pas vaincre culotte de cheval ou ventre rond avec les régimes… seule la chirurgie esthétique, etc. » De qui se moque-t-on ?

Comment croire sérieusement que vos poignées d'amour vont fondre en deux exercices trois mouvements ? Des bobards au mètre linéaire : « Conserver une taille fine, c'est facile… Musclez votre taille pour éviter que les rondeurs ne s'installent… » Vous n'avez pas une chance sur mille que ça marche ! Bien sûr il s'agit de petits mensonges « pour faire vendre », mais qui peut le moins peut le pire. Qu'en est-il du sérieux de l'équipe de rédaction ?

De plus, les professionnels de santé froncent les sourcils, quand leur regard tombe sur ces articles qui promettent « une taille de guêpe ou un ventre plat avant l'été », sans respecter le dos, en contorsions majeures et torsions de vertèbres souvent ostéoporosées. C'est-à-dire que non seulement ils ne vous font pas maigrir, mais en plus ils vous désarticulent, bravo !

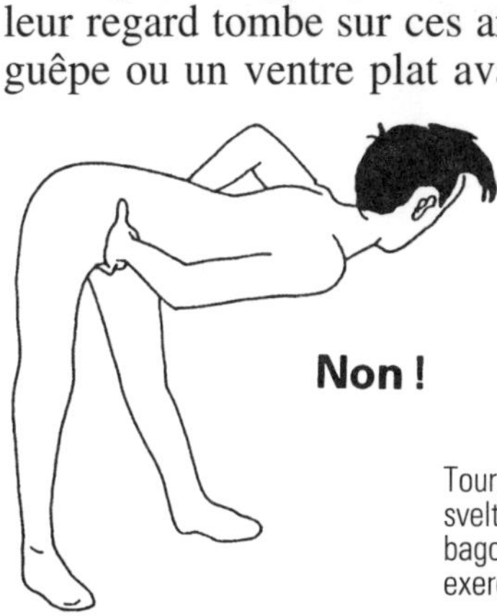

Tourner le buste à droite puis à gauche pour avoir une taille svelte ? Non ! Tout au plus risque-t-on d'y gagner… un lumbago ! Proposés au grand public sans discernement, de tels exercices sont-ils raisonnables ?

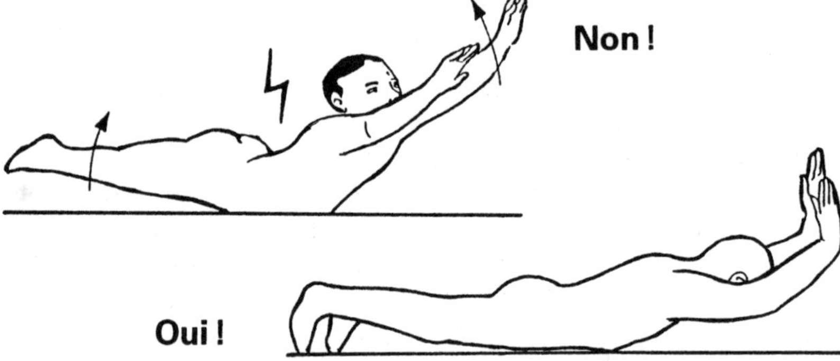

– *Haut :* vu dans un magazine : pour un dos bien droit. Non !
– *Bas :* corrigez de vous-même : pointe des pieds en appui au sol, jambes tendues, serrez les fesses. Dos droit, décollez le front en gardant la tête alignée, bras tendus en avant, paumes des mains relevées vers le ciel.

Lu dans la presse : « Soyez belle et musclée de la tête aux pieds. » Comment y parvenir si les fées ne se sont pas penchées sur votre berceau ?

On va jusqu'à prétendre que la meilleure façon de lutter contre les rides est de… faire des grimaces, alors qu'on passe sa vie en mimiques de complaisance !

Bien sûr, il y aura toujours des gens satisfaits de ce genre de méthode, car plus on y croit plus ça risque de marcher. Inconsciemment, pendant quelques semaines on s'en donne les moyens. Mais rappelez-vous que les placebos, aussi, soignent bon nombre de vrais malades.

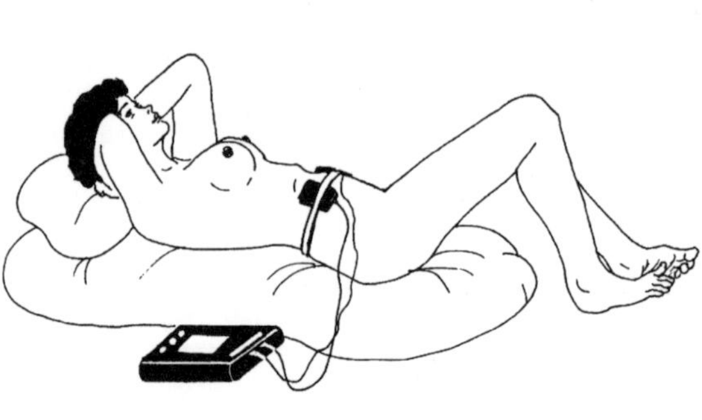

Que penser de ces stimulateurs musculaires qui prétendent remodeler votre corps sans effort, et où vous le désirez ?

Réponse : résultat nul si vous ne révisez pas en même temps très sérieusement vos programmes alimentaire et sportif.

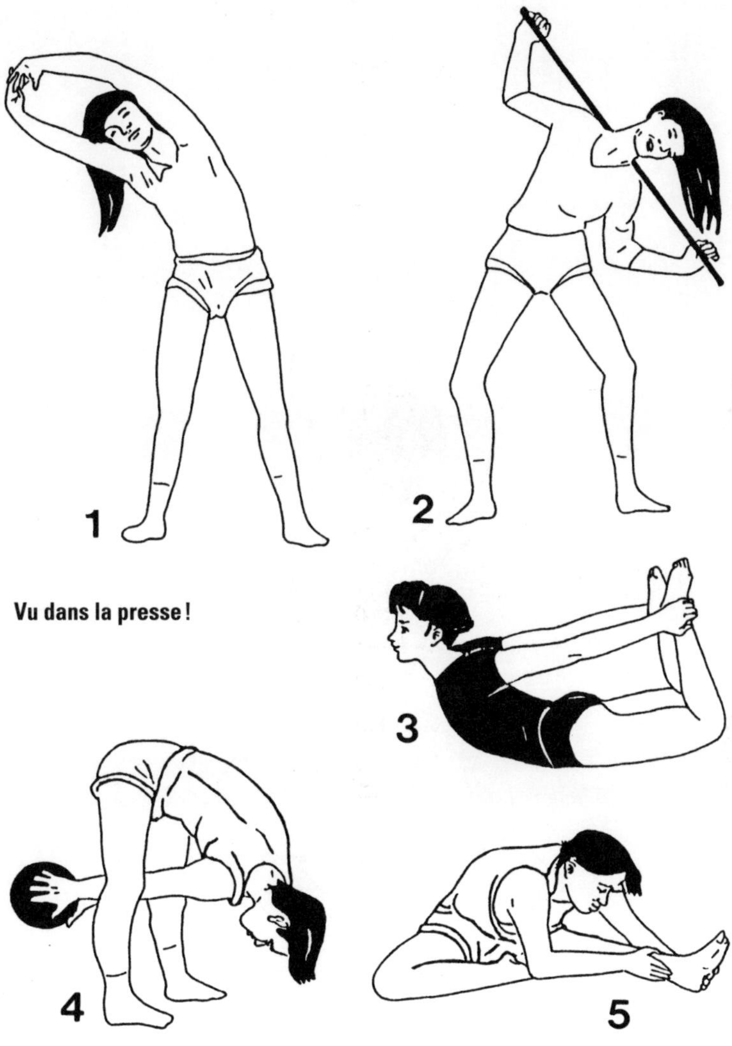

Vu dans la presse !

Quelques-uns des bobards que l'on peut rencontrer dans la presse grand public et les magazines :

1 : une taille fine ?... Non, mon œil !
2 : un dos bien plat ? Certes non, surtout pas comme cela !
3 : cette posture de yoga (l'arc) s'adresse-t-elle vraiment à tout le monde (même si elle ne « tire » pas sur les reins) ?
4 : assouplissez votre dos... Tu parles !
5 : non, on ne soulage pas ainsi un dos sensible, bien au contraire !

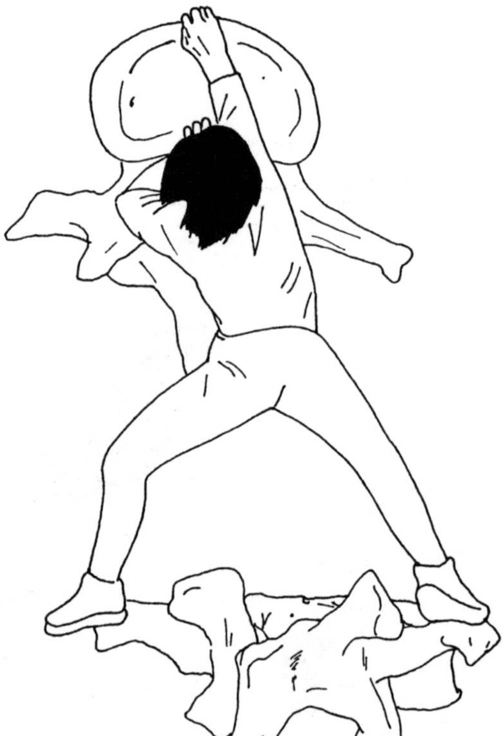

« Aller plus loin, plus haut dans sa vie, sans malmener ses vertèbres. »

CHAPITRE VI

Hygiène de vie et prévention

1. Dos et prévention

Dans le langage courant, « avoir bon dos » signifie le plus souvent supporter un outrage avec bienveillance plutôt qu'avoir un dos à toute épreuve. Quant à l'expression « dos à dos », elle oppose. D'ailleurs, lorsque vous regardez les gens bien en face, en pratiquant donc un autograndissement de bon aloi, n'adoptez-vous pas ainsi une attitude quelque peu arrogante ? Dommage, car du coup les mauvaises habitudes ont la peau dure et peu de gens se donnent la peine de ménager leur colonne vertébrale en toutes circonstances.

Parfois, même le kiné – qui devrait pourtant montrer l'exemple – se tient mal en vous massant ou en ramassant son tube de pommade !

a) L'hygiène posturale et gestuelle

L'hygiène posturale, la prévention, c'est pourtant « la moitié du traitement » du dos. Vous faire soigner sans par ailleurs changer vos mauvaises habitudes est un non-sens.

En général, les spécialistes demandent aux gens de bien plier les genoux pour lever une charge puis, quand ils en arrivent aux conseils de gymnastique antidouleur, ils préconisent presque systématiquement, comme mouvement de base, de se laisser tomber en avant puis de remonter lentement bassin, dos et cou afin de soi-disant s'assouplir ou libérer le dos, vertèbre par vertèbre ! Il y a là un paradoxe, de quoi y perdre son latin !

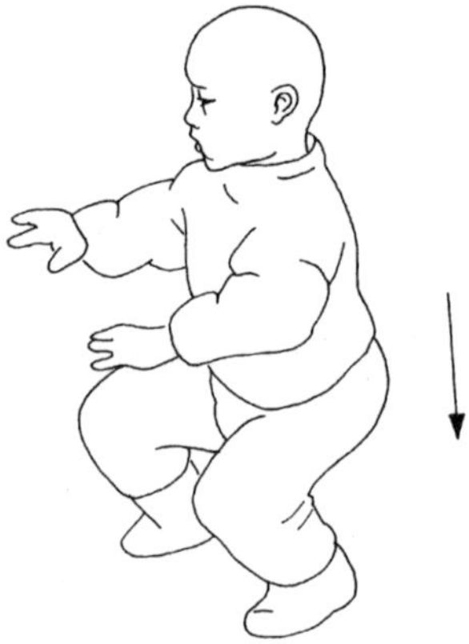

Au début, bébé se baisse comme il faut. Ce n'est qu'en grandissant que viendront les mauvaises habitudes.

S. O. S. truc :
« Ce n'est pas en se baissant qu'on prend des risques, mais en se redressant ! »

Depuis la nuit des temps, l'homme se penche en avant, il courbe l'échine, c'est machinal ! Alors, quelle est la bonne méthode ? En fait, il faut distinguer deux situations bien différentes :

1. Vous n'avez rien de lourd à prendre au sol :

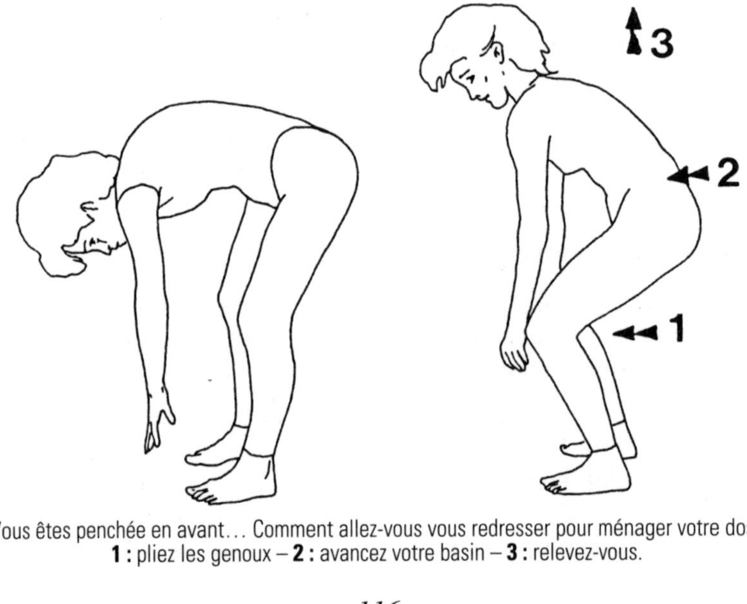

Vous êtes penchée en avant… Comment allez-vous vous redresser pour ménager votre dos ?
1 : pliez les genoux – **2 :** avancez votre basin – **3 :** relevez-vous.

2. Vous avez une charge à ramasser (et à transporter) :

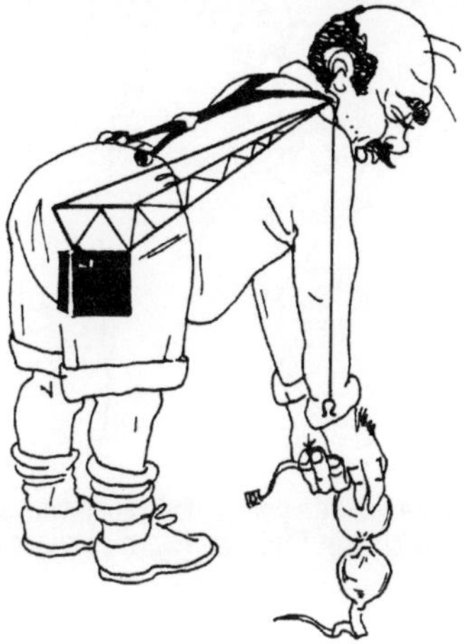

Non !

« C'est l'histoire d'un gars en train de ramasser le soutien-gorge d'une "grue"... »

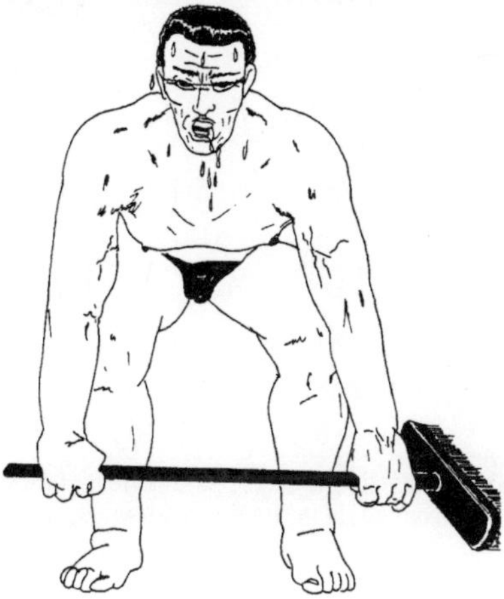

Oui !

« Verrouille ton dos et n'oublie pas la poussière sous les lits, Schwartzi ! Sinon, pas de câlin ce soir ! »

Répartissez la charge entre vos diverses articulations, à commencer par les plus solides. Ce ne sont pas les mêmes pour tout le monde.

Pendant l'effort : rentrez le ventre et ne bavardez pas ! Si la charge vous oblige d'abord à vous accroupir, saisissez-la et redressez-vous au maximum avant de la soulever. Trop accroupis, beaucoup de gens sont déséquilibrés, malhabiles.

Si vous êtes deux, pensez à vous placer en fonction de votre taille et de votre force, agissez bien ensemble.

S. O. S. trucs :

– Lorsque vous avez une caisse ou un sac à porter sur une longue distance, est-il bien malin de les remplir à ras bord ? Mieux vaut faire un trajet ou deux en plus, pour une réelle économie vertébrale ! Si c'est un carton, au lieu de le prendre par sa base, en deux coups de ciseaux sur les côtés faites-vous des poignées à mi-hauteur.

– Sachez utiliser les accessoires qui se trouvent dans votre environnement direct : une caisse solide retournée peut faire un bon marchepied, sur lequel vous poserez un « pied malin » en travaillant debout.

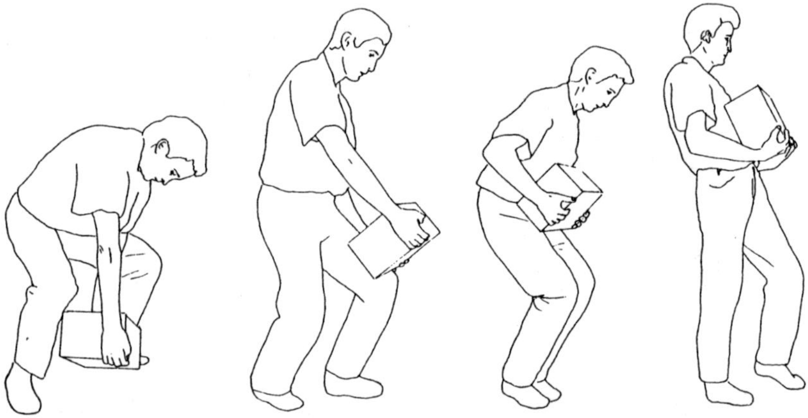

Pour soulever une caisse et la porter contre vous en toute sécurité pour le dos, rapprochez-vous au maximum de la charge. Aidez-vous, si possible, de la cuisse. Tenue *ad-hoc,* bien chaussé.

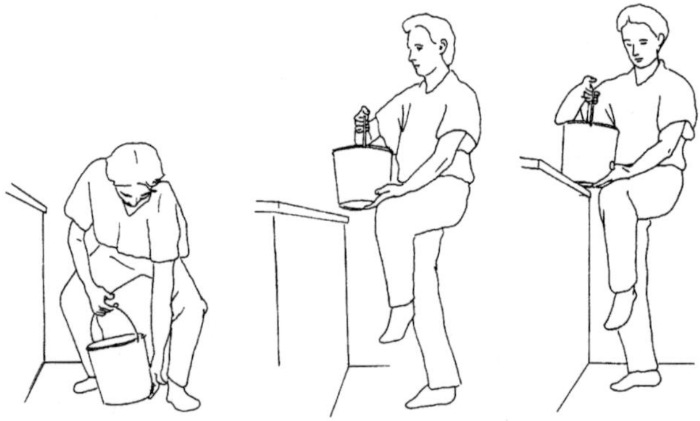

Le maniement d'un seau, en trois images.

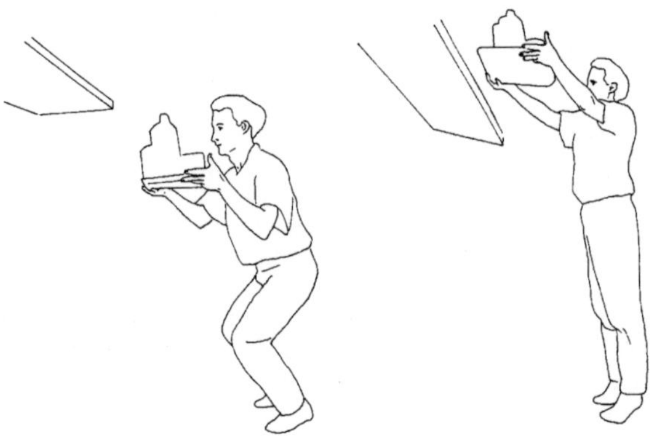

Mettre un plateau – ou toute autre charge – en hauteur.
Le mouvement se fait ici par extension des genoux.

– QUESTION : Dans une société où le rendement prime, on n'a pas le temps de faire attention à son dos ! Et puis, ce n'est pas facile de porter une charge en pliant les genoux. Parfois ce sont eux, d'ailleurs, qui font mal. Alors, comment faire ?
– RÉPONSE : Vrai ! On ne peut pas prétendre changer toutes ses mauvaises habitudes. Soyez particulièrement vigilant quand votre dos vous rappelle à l'ordre, lorsqu'il est déjà un peu sensible, juste avant la crise ! Il faut avant tout corriger les gestes les plus dangereux pour soi. C'est variable d'un individu à l'autre. Pour certains, la cause première des rachialgies viendra du ménage, pour d'autres du jardinage, ou du « voiturisme »... Quand on a mal, il est aisé d'en faire le tour puisque « ça tiraille ». Ensuite, c'est une affaire d'habitude.

Pour conclure, si on parvient en quelques semaines à éliminer les gestes qui « tirent le plus » et si l'on contrôle son dos, disons la moitié du temps, c'est déjà un très bon résultat et une usure ralentie d'autant. De plus, il n'est jamais trop tard pour bien faire, même si on vous a déjà opéré !

Un dos, c'est trois courbures, donc une adaptation difficile à la position debout. Si nous avions une colonne raide comme un balai, il nous faudrait des muscles cinq fois plus puissants.

Ne la surmenons-nous pas tout simplement parce que nous ne la voyons pas ?

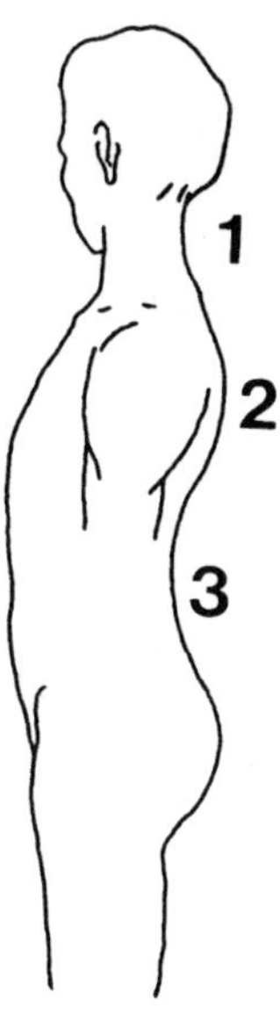

Un petit profil s'impose :
1 : lordose cervicale (7 vertèbres).
2 : cyphose dorsale (12 vertèbres).
3 : lordose lombaire (5 vertèbres).

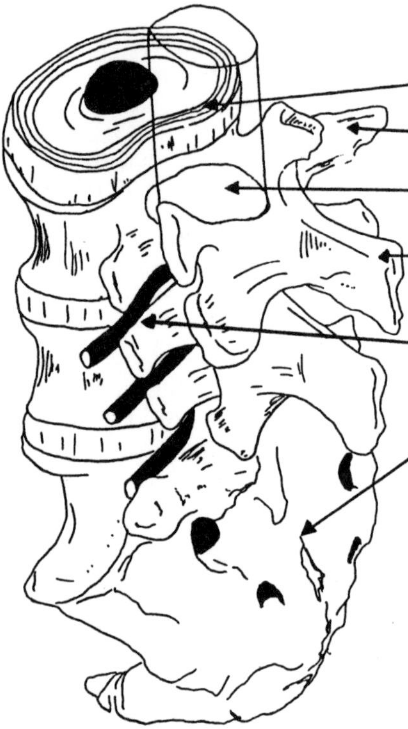

Vue postéro-supérieure en perspective artificielle de la superposition des deux dernières vertèbres lombaires et du segment soudé sacrum-coccyx (les racines nerveuses sont représentées sectionnées par commodité) :

1 : disque intervertébral avec son noyau.
2 : apophyse transverse.
3 : trou médullaire.
4 : apophyse épineuse (celle que l'on touche sous la peau).
5 : racine nerveuse.
6 : sacrum.

Retenons :

Quand on a mal au dos, on est mieux debout ou couché. Assis, on délasse ses jambes (encore faut-il éviter de les croiser).

Et l'on préfère le confort rustique de la chaise de cuisine au canapé bien moelleux !

La position assise classique fait supporter aux derniers disques intervertébraux lombaires 50 % de pression supplémentaire par rapport à la position debout.

Non, la position assise à 90° d'angle tronc/cuisses n'est pas confortable et date de la fin du XIXe siècle. Elle correspondait alors à des critères de rigueur militaire.

D'ailleurs, il faut distinguer trois attitudes différentes : position assise de repos, au travail, et position assise en mouvement (la voiture par exemple).

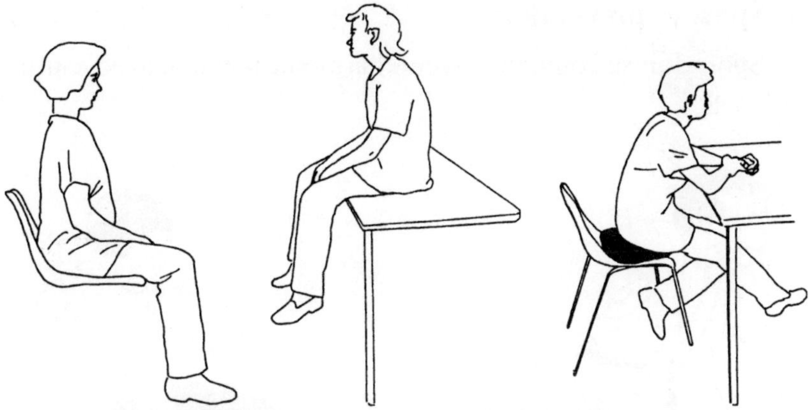

– *Gauche :* la bonne position assise, pieds en appui, dos droit, est fatigante !
– *Milieu :* le pire ! Pas d'appui des pieds ni des avant-bras.
– *Droite :* un coussin placé à l'arrière du siège peut venir améliorer votre assise si votre chaise est trop basse, par inclinaison avant de votre bassin.

Les autos de petites cylindrées ne peuvent pas apporter le confort des grosses berlines. En cassant les prix, les constructeurs malmènent quelquefois aussi le dos de leurs clients. Il existe, en options, des systèmes délassants pour le dos (coussins vibrants, chauffants…) aux résultats souvent médiocres. Sur les longs trajets, arrêtez-vous toutes les heures et faites quelques pas en bougeant les bras, afin de vous dérouiller les articulations.

b) La literie

Pendant de longues années on ne jurait que par la fameuse planche qu'on glissait sous son matelas. On est moins affirmatif.

Disons d'abord qu'une literie ne doit passer à la révision que si on se réveille courbatu, le dos « en compote ».

Une règle : si vous changez votre matelas, il est impératif de sacrifier aussi le vieux sommier. Sinon, il faut en effet intercaler entre les deux une planche de deux centimètres d'épaisseur (percée de trous pour la circulation d'air). Choisir un matelas ferme. Les gens corpulents choisiront de l'extraferme.

Le test : couchez-vous dans votre position préférée et demandez à un proche de vous observer. Votre dos doit être bien profilé, sans « zig », ni « zag ».

2. Sport et prévention

Sport doit se conjuguer avec « harmonie » et non avec « infirmerie ».

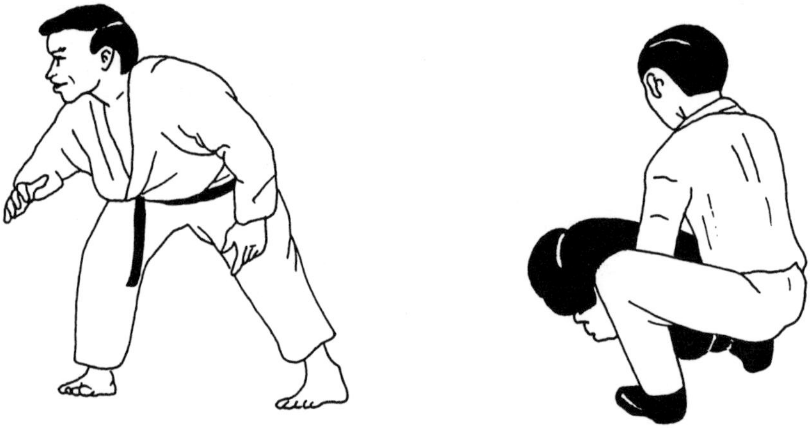

– *Gauche :* « Au sport, je surmène mon dos... »
– *Droite :* « ...hors entraînement, je le ménage d'autant ! »

a) L'entraînement

En pratique gymnique habituelle, à répéter trop souvent les mêmes exercices on finit par se lasser, même s'ils sont excellents. Beaucoup de moniteurs de gym se trouvent donc contraints de multiplier les mouvements, au risque d'en proposer un qui va subitement bloquer le dos de son élève le plus fragile.

Mieux vaut donc rechercher la qualité plutôt que la diversité.

Un entraînement mal conduit, mal surveillé, fait perdre de la force, de l'endurance.

Amis sportifs, si vous deviez constater une baisse subite et inexpliquée de vos capacités motrices sans même ressentir de douleur dans le dos, prenez-y garde ! Il se peut que certaines de vos racines nerveuses soient comprimées. Consultez votre médecin !

Ce qu'il ne faut pas faire :

– Se consacrer à un seul sport durant toute sa vie ; le corps change, ses besoins aussi.

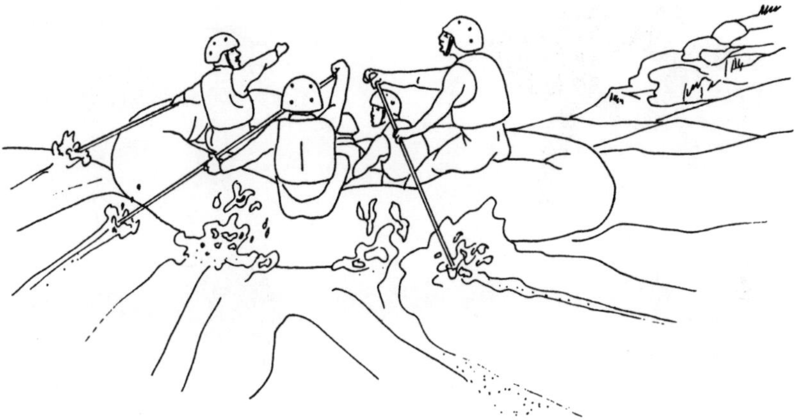

« A 8 ans, ma passion c'était le poney, à 9 le ping-pong, à 10 le foot, à 11 le rugby, à 12 le basket, à 13 le vélo et à 14… les filles ! »

– S'alimenter comme un non-sportif :

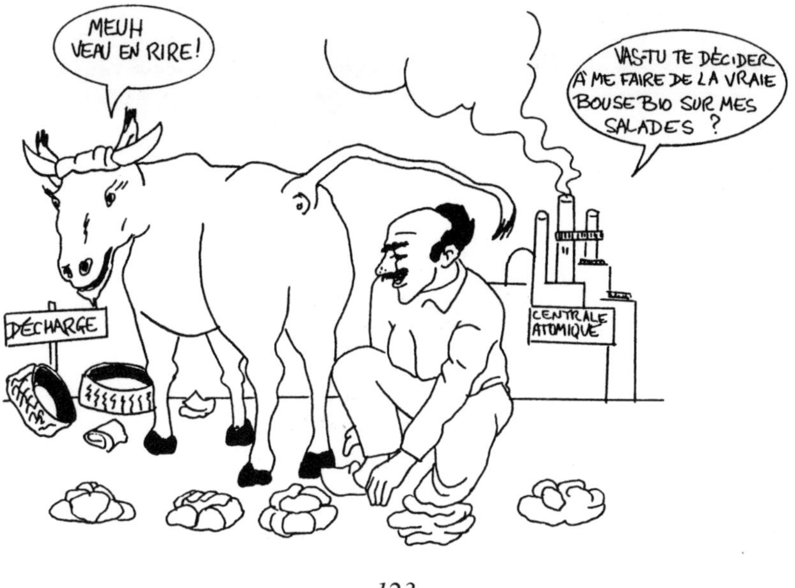
MEUH
VEAU EN RIRE !
VAS-TU TE DÉCIDER À ME FAIRE DE LA VRAIE BOUSE BIO SUR MES SALADES ?
DÉCHARGE
CENTRALE ATOMIQUE

Ce qu'il ne faut toujours pas faire :

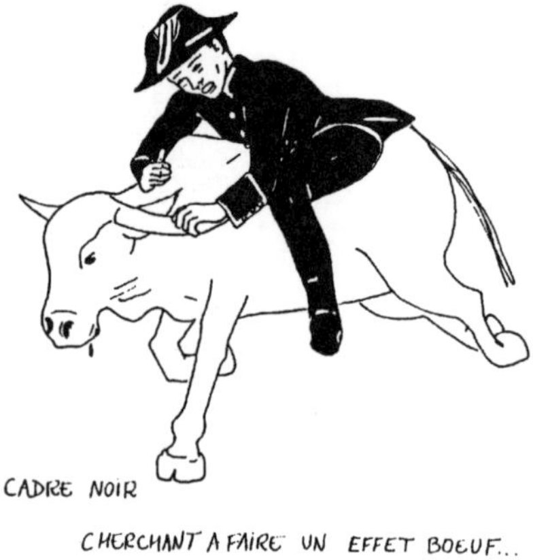
CADRE NOIR
CHERCHANT A FAIRE UN EFFET BOEUF...

Vouloir se donner des apparences qui ne reflètent pas notre réalité.

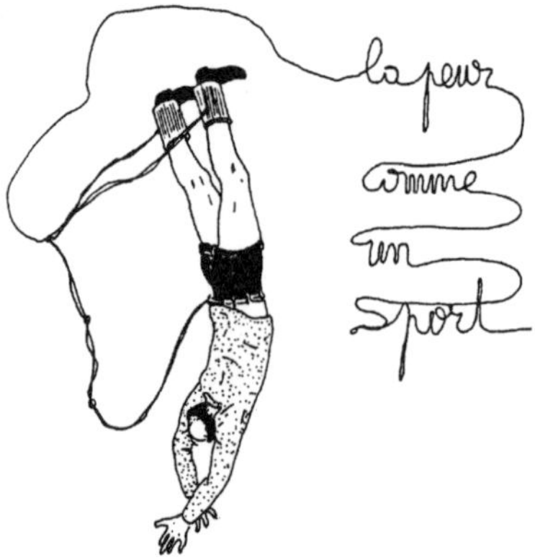
la peur comme un sport

Opter pour les sports violents sans en avoir la carrure, style saut à l'élastique, bungee, bobsleigh, skeleton…

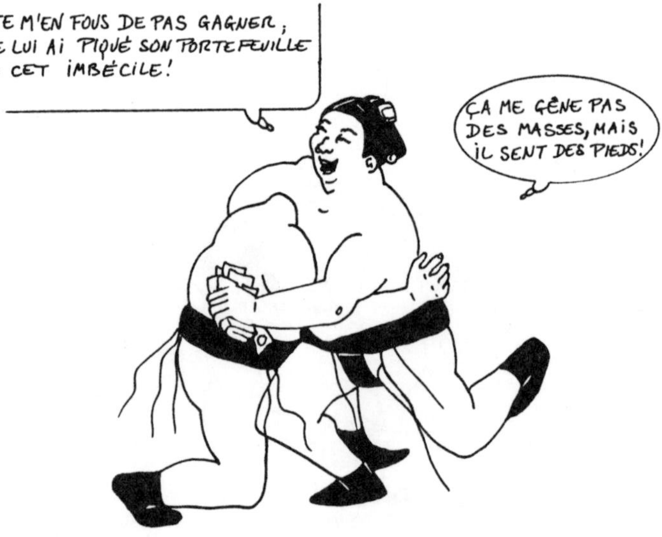
JE M'EN FOUS DE PAS GAGNER, JE LUI AI PIQUÉ SON PORTEFEUILLE A CET IMBÉCILE!
ÇA ME GÊNE PAS DES MASSES, MAIS IL SENT DES PIEDS!

Vouloir gagner à tout prix, prendre des paris stupides.

Abuser de sa trop grande souplesse.

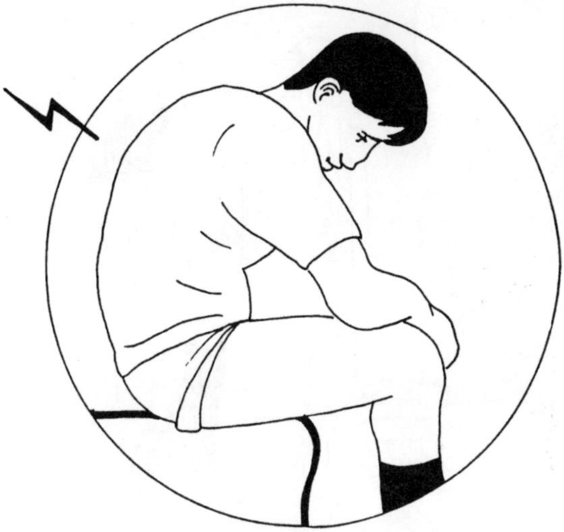

Oublier les principes fondamentaux d'hygiène posturale aussitôt assis sur son banc.

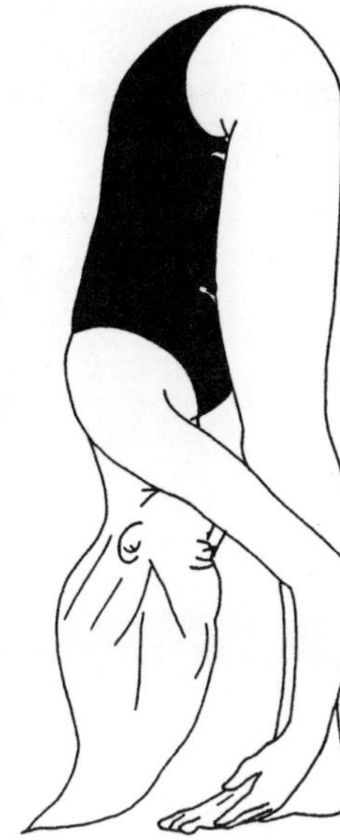

La pince.

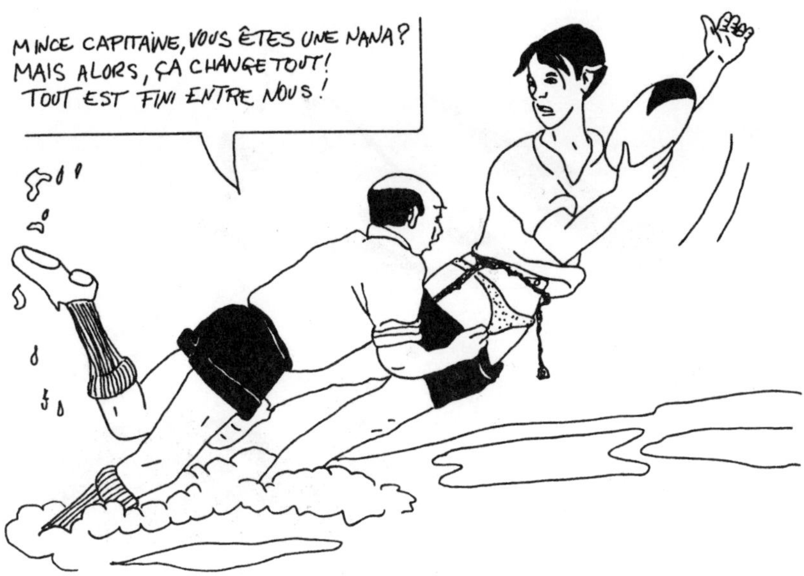

Ne pas avoir une mentalité sportive dans la vie quotidienne.

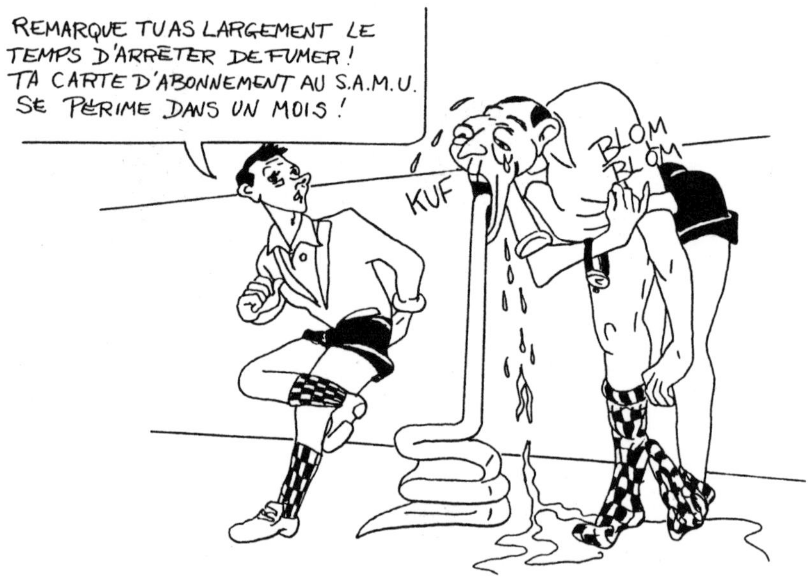
REMARQUE TU AS LARGEMENT LE TEMPS D'ARRÊTER DE FUMER ! TA CARTE D'ABONNEMENT AU S.A.M.U. SE PÉRIME DANS UN MOIS !
KUF
BLOM BLOM

Fumer.

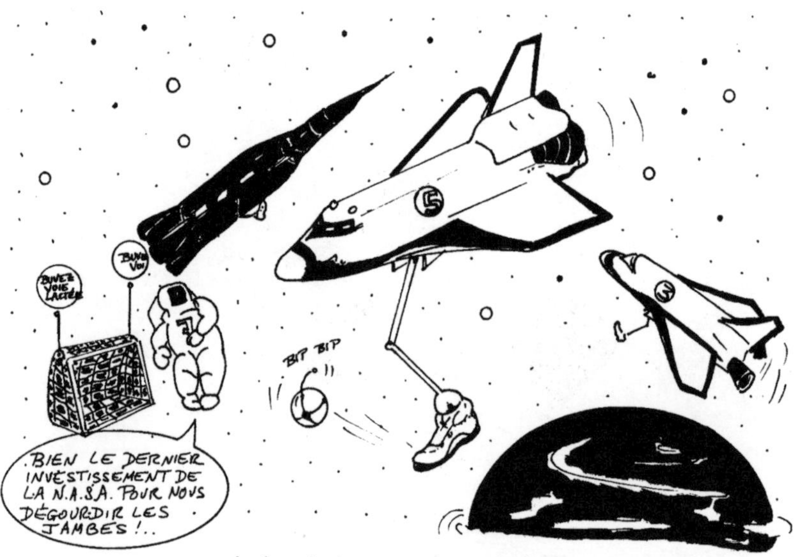
BUVEZ VOIE LACTÉE
BIP BIP
BIEN LE DERNIER INVESTISSEMENT DE LA N.A.S.A. POUR NOUS DÉGOURDIR LES JAMBES !..

Avoir un équipement usé ou mal adapté.
La pratique régulière du sport nécessite un investissement de base minimum.

Et encore :

– Faire des efforts à froid.

– Choisir un entraînement uniquement saisonnier.

– Abuser du sauna ou du hammam.

– Ne jurer que par le « computing » en matière de rééducation sportive. L'isocinétique (programme d'entraînement planifié par ordinateur), s'il a ses indications, ne doit pas être utilisé à toutes les sauces. Les tendinites et réactions inflammatoires ou douloureuses ne sont pas rares. Le bon vieux entraînement de papa n'est pas encore démodé ! Il suffit d'observer certains marathoniens, Africains et longilignes qui, sur nos stades, ont toujours une longueur d'avance sur le « demi-dieu-bio-ionique » occidental gonflé au virtuel.

b) Les principaux mouvements sportifs à risques pour chaque articulation

– **Tête et cou :** grands mouvements rotatoires, contraintes directes, efforts tête en bas.

– **Dos :** grands mouvements de torsion, forces de tassement (port de charges lourdes ou sauts avec grand dénivelé).

– **Lombaires :** forcer sur la cambrure, flexions antérieures du tronc, torsions, mauvais placement du bassin, porter loin du corps.

– **Epaules :** efforts en arrière du corps, grands mouvements rotatoires de lancer coude fléchi.

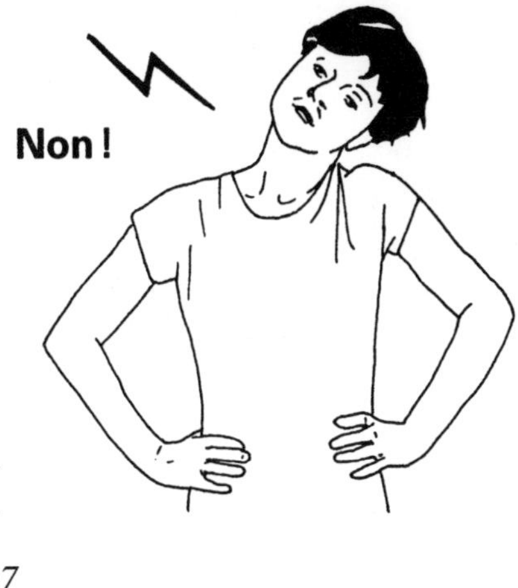

Tête et cou : ne pas forcer dans les mouvements.

Attention aux grands mouvements de torsion du tronc.

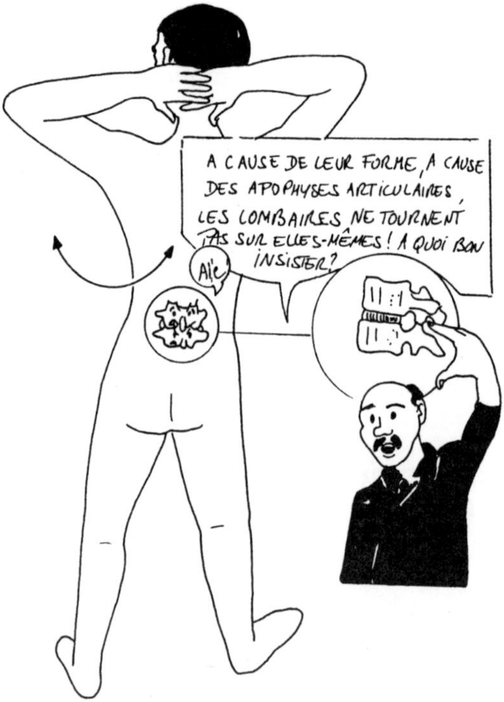
A CAUSE DE LEUR FORME, A CAUSE
DES APOPHYSES ARTICULAIRES,
LES LOMBAIRES NE TOURNENT
PAS SUR ELLES-MÊMES ! A QUOI BON
INSISTER ?
Aïe !

Non !

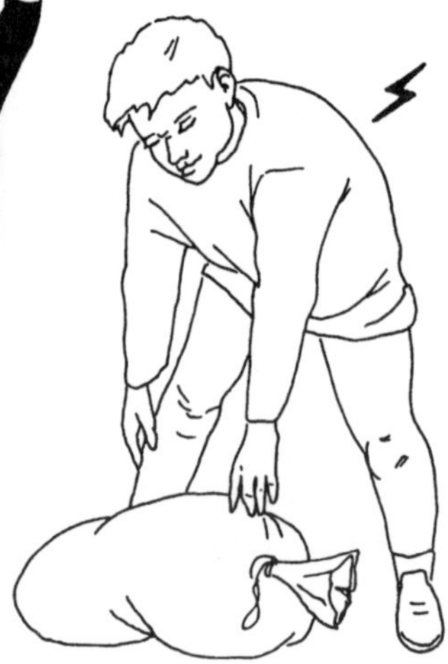

Lombaires : attention au port de charges.
Pliez les genoux.

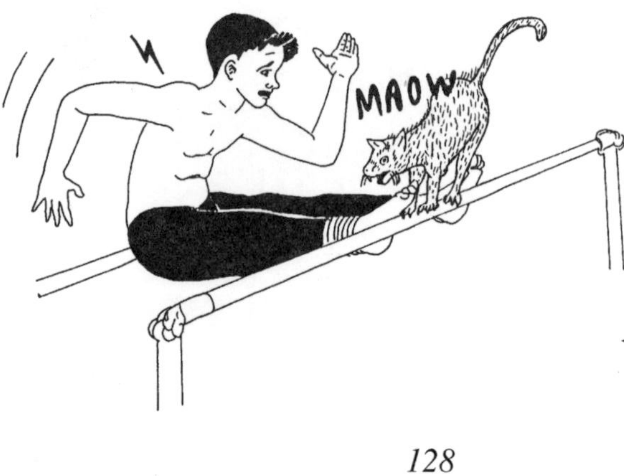

Epaules : évitez les efforts en arrière du corps.

– **Coudes :** efforts latéraux, avec charge additionnelle.
– **Poignets :** réception sur chutes, volontaires ou non.
– **Doigts :** écrasements, torsions.
– **Hanches :** chutes directes, surcharge.
– **Genoux :** mouvements de torsion forcée, efforts en porte à faux.
– **Chevilles :** mauvaise réception.

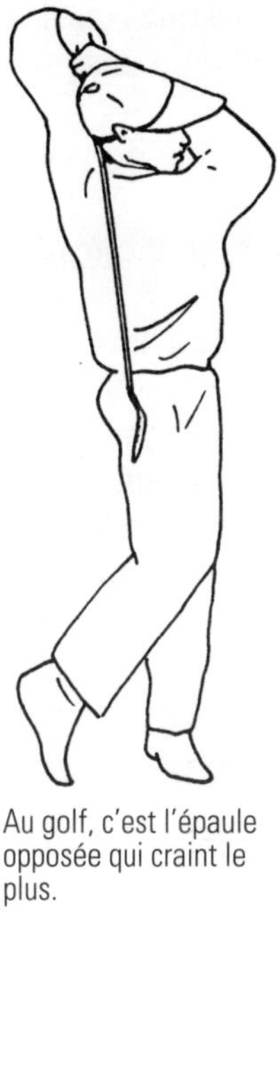

Au golf, c'est l'épaule opposée qui craint le plus.

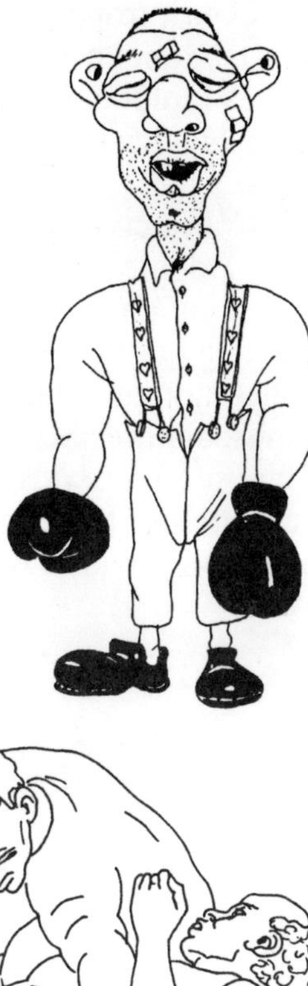

«En me protégeant les doigts avec des moufles, je ne me fais jamais mal ! Pas bête, non ?»

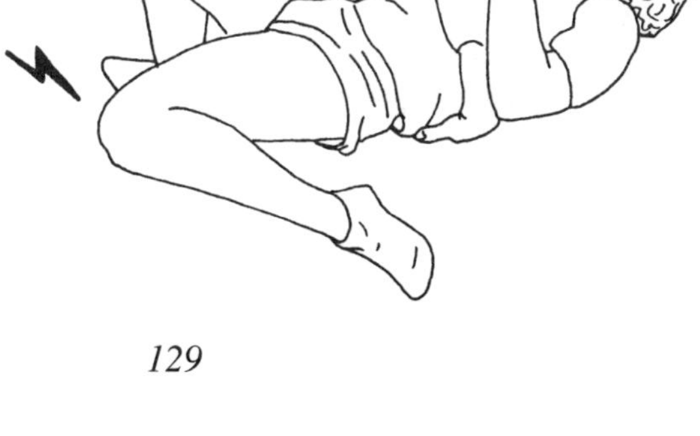

Genoux : mouvements de torsion forcée à éviter.

S. O. S. truc :
Si vos articulations craquent spontanément, ne vous inquiétez pas, c'est un phénomène naturel. Cependant, si cela s'accompagne d'une douleur – même sourde et lointaine – consultez votre médecin.

c) Ce qu'il ne faut pas faire en matière de « sports de jambes »

– Courir trop tôt le matin, ce qui potentialise les risques car les muscles sont encore endormis (surtout si vous avez déjà des problèmes circulatoires).

– Changer trop souvent la longueur et la fréquence de votre foulée.

– Courir coudes trop fléchis, ce qui empêche un bon retour veineux. Adoptez un balancement naturel des bras.

– Vous muscler excessivement les jambes au détriment du tronc, ce qui va jusqu'à créer parfois un déséquilibre gênant. Le mollet, notamment, devient aisément hypertonique par rapport à la musculature antérieure de la jambe, qui peut alors se surmener. Il faut pratiquer des étirements réguliers et prudents (stretching recommandé) pour les assouplir et les détendre, notamment lorsqu'on travaille beaucoup en puissance (comme en musculation).

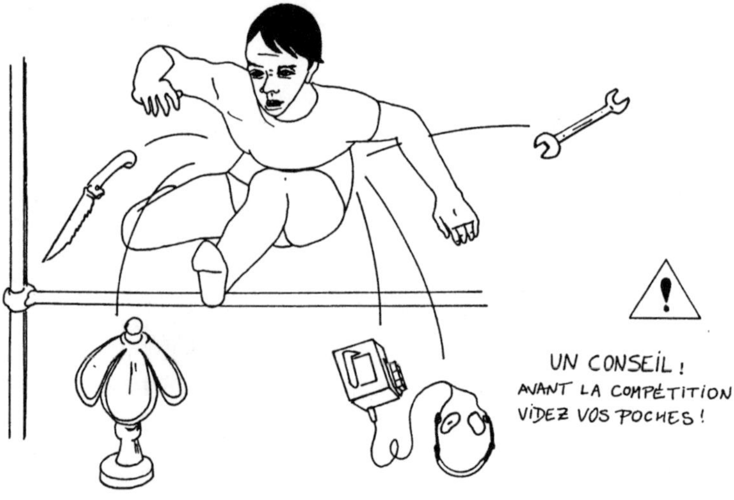

Etirez doucement la musculature du plan postérieur : le pied maintenu, exerce une poussée progressive.

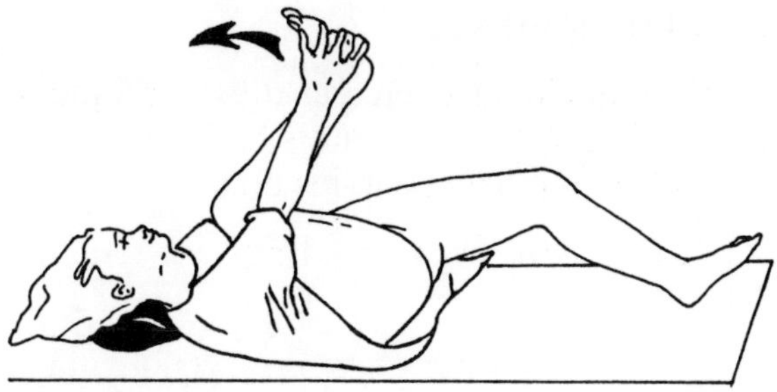

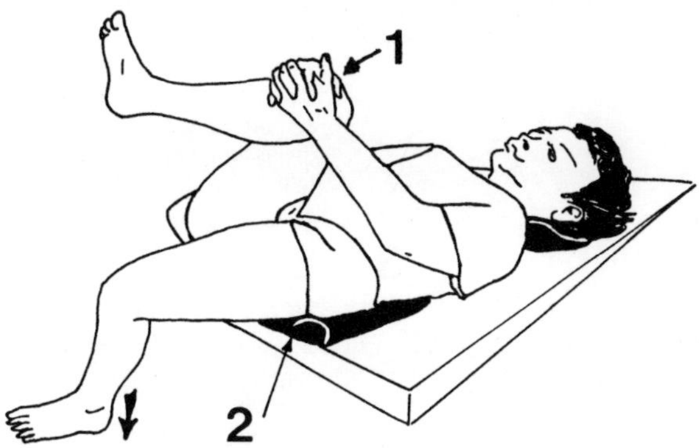

Bon pour vos lombaires.

Etirez vos ilio-jambiers. La jambe abaissée tire vers le bas.
Ça doit tirer sur le dessus de la cuisse et non dans le dos.

1 : maintien simple.
2 : coussin pour la protection lombaire.

S. O. S. trucs :

– Avant de courir, il est bon de vous frictionner les pieds à la biafine pour les préparer à mieux supporter l'échauffement.
– Pensez systématiquement à adopter les semelles à axe courbe pour la souplesse (car le pied tourne à la course), ou coussinets amortisseurs de chocs.
– En achetant vos chaussures, pensez plus confort, solidité, imperméabilité et respiration que... frime !

Si vous partez à la hâte pour un match de tennis (par exemple) sans avoir le temps de vous échauffer, glissez dans vos chaussures une grosse épaisseur de ouate derrière le talon. Ça protégera vos tendons d'Achille.

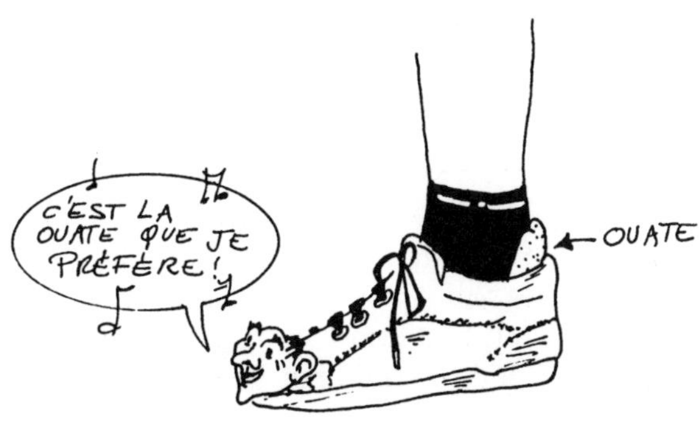

d) « Trucs » divers

Voici quelques exercices d'échauffement, pour les sports tels que : varappe, volley, tennis, golf, pelote basque, gymnastique, etc. sollicitant beaucoup les bras :

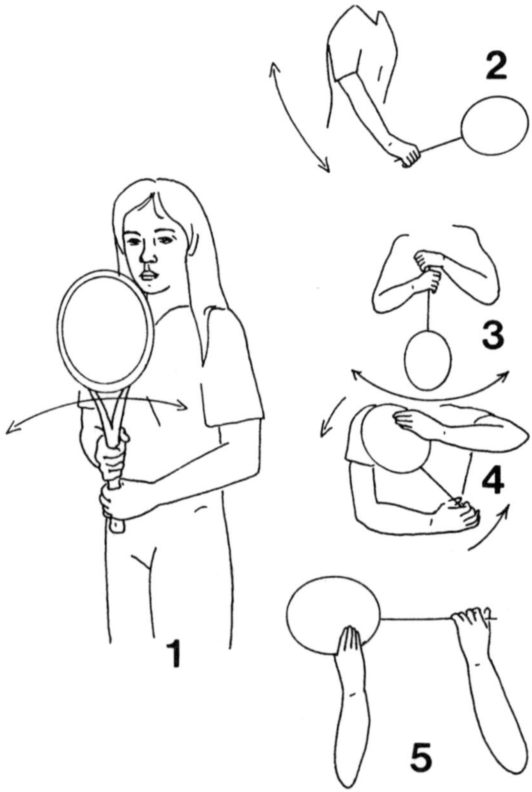

Utilisez votre raquette, votre club de golf ou à défaut un bout de bois.

1 : échauffement du poignet. Balancez votre raquette de droite à gauche.

2 : échauffement de l'épaule. Balancez votre raquette en arrière, coude tendu, sans dépasser en avant l'horizontale.

3 : préparation des poignets par des mouvements pendulaires. La main dominante est placée dessus.

4 : renforcement concomitant des poignets et des épaules. Les mains exercent une poussé contrôlée, en sens inverse.

5 : flexion-extension des coudes, bras tenus collés au corps.

Contrairement à ce qu'on pense, boire ne coupe pas « les pattes », à condition de ne pas les tenir croisées quand on est assis et de choisir un siège qui ne comprime pas l'arrière des cuisses. La hauteur de l'assise doit également permettre un bon appui des pieds au sol. Le manque d'eau diminue la capacité à l'effort. La sensation de soif n'apparaît que lorsque la perte hydrique est d'au moins 0,5 l. Il faut donc boire avant d'avoir soif, le corps ne pouvant assimiler que 0,8 l par heure.

Une perte d'eau de 2 % du poids du corps diminue la capacité à l'effort de 20 %.

Pour suer moins, il faut éviter les boissons trop froides ou trop chaudes.

En compétition, le sportif peut perdre jusqu'à 1,5 l d'eau par heure. Dans la vie quotidienne, nous évacuons environ 2,4 l par 24 heures (1,5 l d'urines + 0,5 l par la respiration + 0,4 l de sueur), qu'il faut compenser.

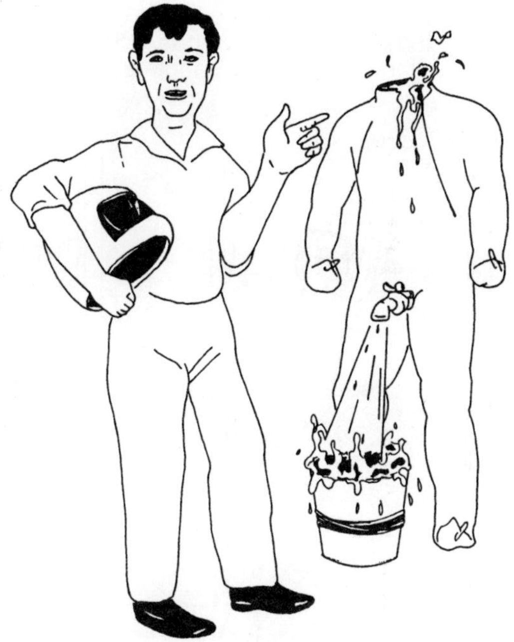

Le pilote de course : *« Après une compétition, j'ai tellement sué qu'il n'y a pas d'autre moyen pour vider ma combinaison étanche ! »*

Encore quelques questions et leurs réponses :

– QUESTION : Le sportif doit-il dormir plus longtemps qu'un autre ?
– RÉPONSE : L'enfant de moins de 13 ans a besoin de 10 à 12 heures de sommeil, l'adulte de 6 à 8 en tenant compte de son tempérament et de ses activités du moment.
Rappelons que les heures immédiatement avant minuit sont les plus bénéfiques.
Il faut privilégier sommeil et repos, les deux ou trois jours qui précèdent une compétition.

– QUESTION : Je pratique mon activité sportive toujours à la même heure, est-ce bien ?
– RÉPONSE : L'entraînement est à éviter trop tôt le matin ou trop tard le soir, quand la visibilité baisse (risque d'entorse en trébuchant sur un obstacle, ou de chute) et dès que la fatigue apparaît. Il est également déconseillé après un repas copieux.

Les conditions climatiques, la disponibilité, jouent aussi. Autant de variables qui rendent également variables, horaire, durée et intensité de l'effort.

– QUESTION : Que penser de l'espalier suédois ?
– RÉPONSE : A cause d'une mauvaise utilisation, le particulier consulte parfois pour des douleurs d'épaules ou un tableau de lombalgies récidivantes. Il faut éviter les lancers de jambes et bien verrouiller sa sangle abdominale.

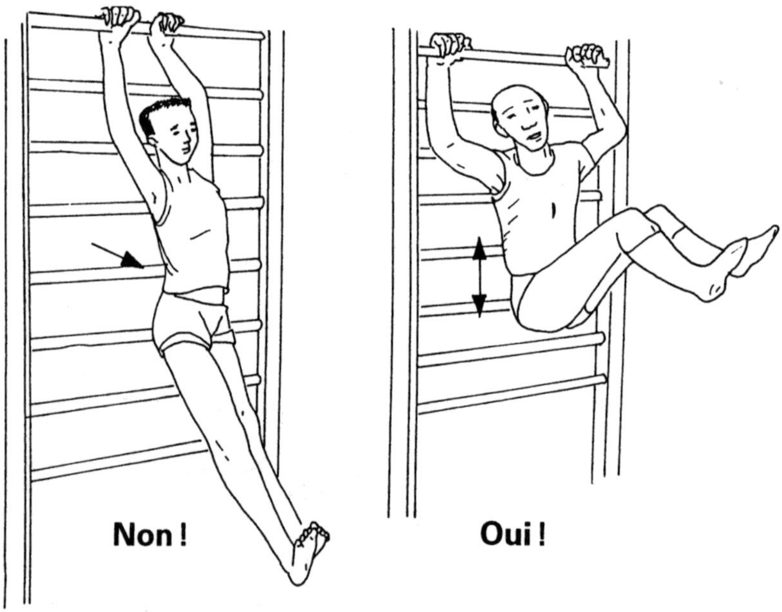

– QUESTION : Mon enfant est voûté, que faire ? Quel sport me conseillez-vous ?
– RÉPONSE : Avant d'incriminer ses vertèbres, il faut analyser son quotidien, l'ambiance familiale et scolaire. Il se tient peut-être mal du fait d'une poussée de croissance mal gérée ou de complexes. Si le problème est d'ordre psychologique, l'astreindre à des séances de gym corrective ne servira à rien. Certains entêtés pousseront la mauvaise volonté jusqu'à vouloir démontrer que la gym « aggrave leur dos et leur mal ! ». Néanmoins, afin de ne pas passer à côté d'un vrai problème de chondrodystrophie, il faut consulter un médecin.

L'enfant qui se tient voûté n'aura pas intérêt à pratiquer de façon intensive un sport à composante cyphosante, tel que : vélo de course, escrime, aviron, canoë-kayak, ski alpin...

Il faudra également corriger sa position assise en surélevant par exemple son plan de travail.

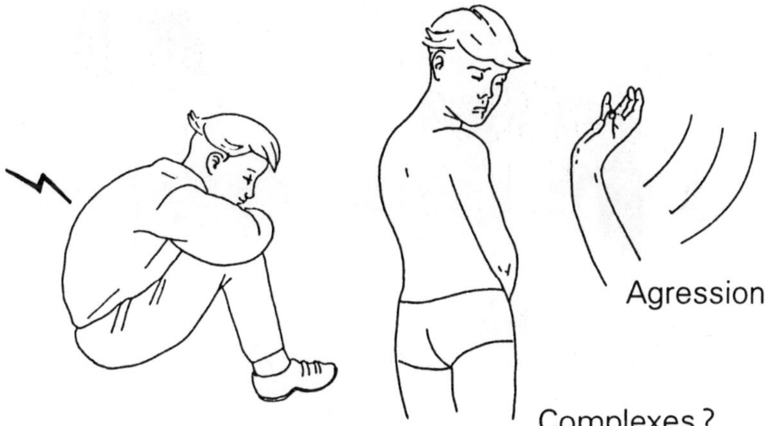

Il se tient mal ? Des agressions externes génèrent peut-être en lui des complexes ?

Son cartable trop lourd, fixé aux épaules, ne tire-t-il pas exagérément ? Est-il fatigué, manque-t-il de sommeil ?

– QUESTION : J'ai mal au dos et ça me gêne pour faire mes exercices ; que faire ?
– RÉPONSE : Toute activité sportive doit être interrompue tant que l'origine du mal n'a pas été médicalement clarifiée. Il faut ensuite vérifier que ce fond algique ne procède pas d'un mauvais schéma d'entraînement : échauffement insuffisant, changement de rythme ou de style, programme agressif ou mal conduit, mauvais port de tête en courant, balancement des bras incorrect, trop de courbettes. Faites-vous filmer : la vidéo peut vous aider à mettre le doigt sur vos défauts.
Il faut également revoir le soin que vous prenez de votre dos dans les activités quotidiennes. Révisez aussi votre alimentation.

Si ça coince dès le matin et que vous avez du mal à démarrer, si vous vous demandez quel mouvement vous pouvez faire pour vous décoincer tout de suite, je vous réponds : aucun ! Levez-

1 : dossier à régler.
2 : assise à baisser.

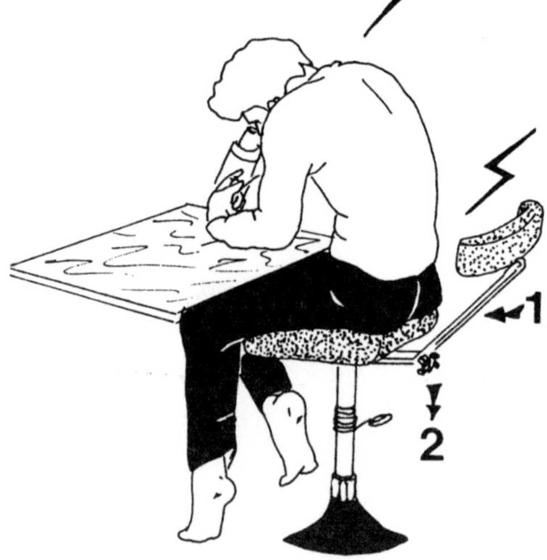

Si en semaine vous faites constamment ceci…

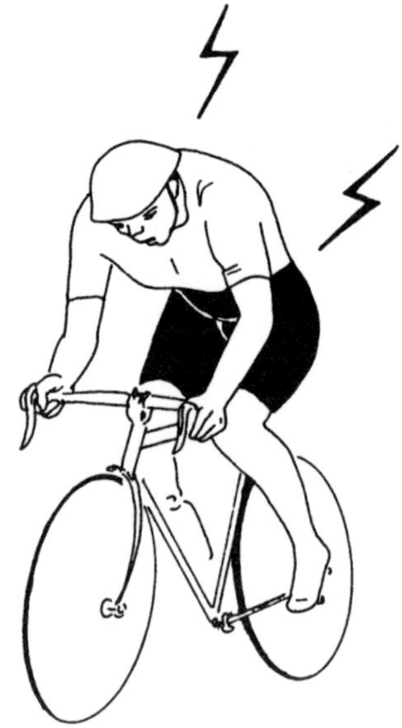

… ne faites pas cela le dimanche de façon systématique…

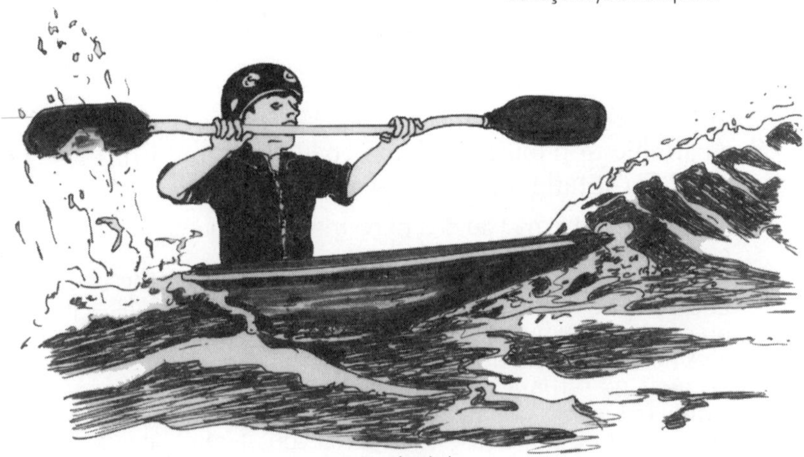

… ni cela !

vous d'un bloc, genoux fléchis, en basculant sur le côté. Prévoyez éventuellement un sèche-cheveux à portée de main pour vous chauffer le dos quelques minutes avant de poser un pied par terre. Si vous êtes occasionnellement porteur d'une ceinture de contention lombaire, prévoyez de l'avoir à portée de main, à côté du lit, et mettez-la tout de suite, pendant votre première demi-heure d'activités.

– QUESTION : J'ai envie de m'installer une salle de gym chez moi ?
– RÉPONSE : Vous n'en tirerez profit que si vous persévérez plusieurs mois ; de plus, cela représente un investissement conséquent. Alors, commencez donc par prendre un abonnement au gymnase du coin pour évaluer votre motivation.

Après ce test et si votre idée tient toujours, il vous faudra établir un programme évolutif, à difficultés croissantes, en n'allant pas au-delà de vos limites. Faites de votre entraînement une fête, en invitant la famille et vos amis à y participer, par exemple.

Le vélo d'appartement dort souvent dans le placard de l'individu alerte l'ayant acheté « pour maigrir ». Il est en revanche utile à celui qui souffre de façon chronique et qui a du mal à marcher (attention, pour pouvoir pédaler il faut que le genou fléchisse au moins à 110° ; s'il est raide, impossible). Il profitera également au cardiaque en convalescence, au sédentaire ainsi qu'à celui qui a des troubles de l'équilibre (cérébelleux par exemple, personne âgée) parce qu'il a peur de tomber en s'aventurant dehors.

– QUESTION : On m'a conseillé des exercices avec médecine-ball (ou avec des poids dans les mains).
– RÉPONSE : Oui, mais en contrôlant son maintien, car une charge portée loin de soi tire sur le dos et surmène les articulations des bras. Ce genre d'exercices doit viser un gain de puissance. Hélas ! trop de manuels les proposent sans contrôle.

La réelle question à se poser est : « Qu'arrive-t-il, quand on me met au bout des doigts un objet lourd ? Vais-je le porter en pensant à ménager mon dos, ou ne chercherai-je que l'élégance du geste et le rendement musculaire ? »

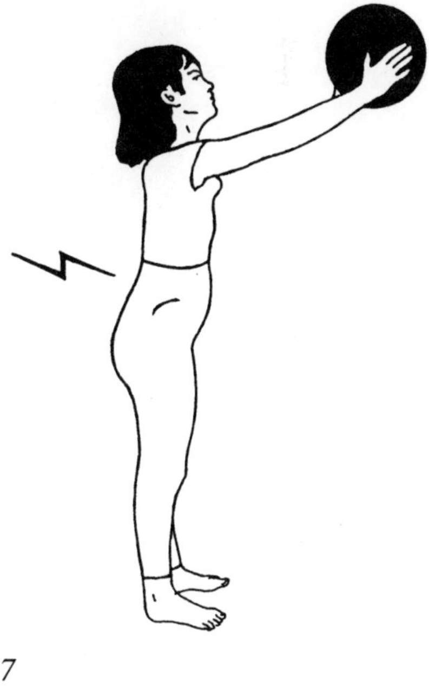

– QUESTION : En cas de fatigue, on m'a parlé de points chinois ?
– RÉPONSE : Après le match ou la « compét. », il peut être utile de se masser énergiquement du bout des doigts et dans le sens inverse des aiguilles d'une montre, ces quelques points d'acupuncture, réputés défatigants :

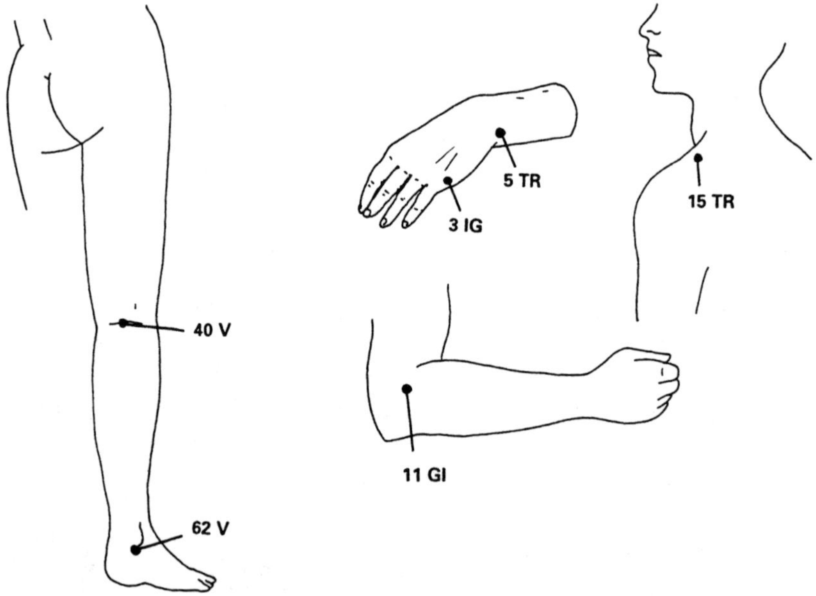

Conclusion

Et si l'on n'avait pas tout dit ?

Quelle importance, puisque après la dernière question que se pose l'homme, arrive encore une autre question !

A partir de maintenant commencent les travaux pratiques. A vous d'essayer le geste qui soigne, sans vous priver pour autant des soins de votre kiné habituel ou de votre médecin. Je suis persuadé qu'ils seront d'ailleurs les premiers à vous encourager à refuser d'être des assistés, courant à leur cabinet au moindre bobo. Autant de bien-être et de fierté pour vous, parce que vous aurez amélioré votre état de santé, par des moyens naturels. Le don de soigner est caché. Il se révèle et se cultive à l'usage, question de confiance en soi.

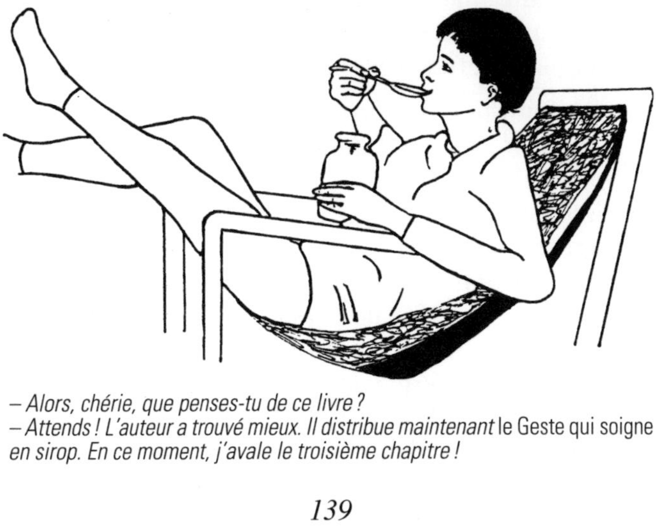

– Alors, chérie, que penses-tu de ce livre ?
– Attends ! L'auteur a trouvé mieux. Il distribue maintenant le Geste qui soigne *en sirop. En ce moment, j'avale le troisième chapitre !*

Table des matières